GRIT MOSCHKE | DR. MATHIAS R. SCHMIDT

Fitness für die Seele

THEORIE

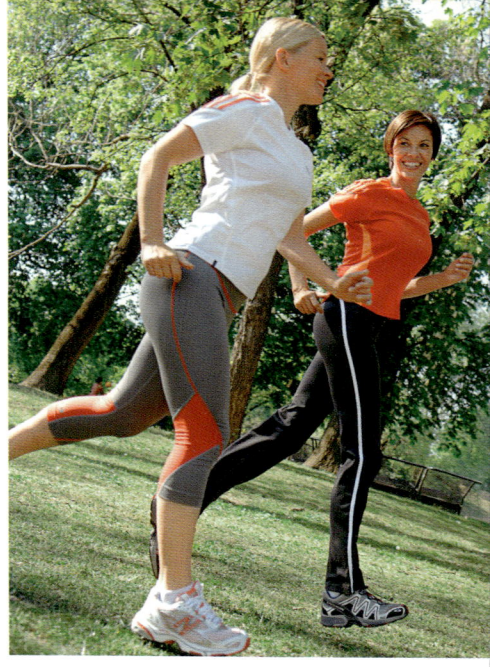

PRAXIS

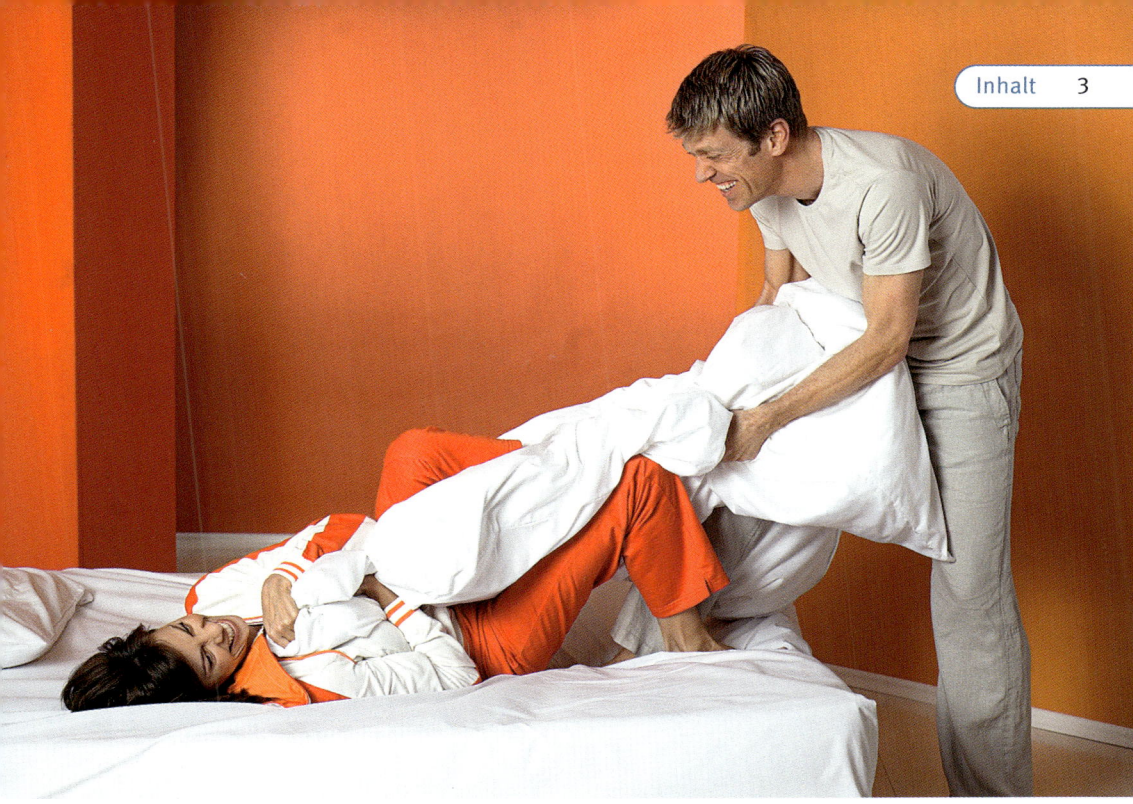

Grit Moschke ist seit 14 Jahren mit Leib und Seele als Personal Fitness Trainerin in Köln und auch international tätig. Als Dipl.-Sportwissenschaftlerin und Dipl.-Psychologin verfolgt sie ihre langjährige Vision, beide Wissensgebiete in der täglichen praktischen Arbeit mit ihren Kunden zu verknüpfen. Die Herstellung der körperlich-seelischen Balance bildet dabei einen besonderen Schwerpunkt. Frau Moschke hat übrigens bei der Fotoproduktion für dieses Buch auch als Model mitgewirkt. Auf Seite 14 sehen Sie die Autorin links im Bild.

Dr. Mathias R. Schmidt arbeitet als PR-Berater und Autor. Nach langjähriger Tätigkeit für die Sender der ARD betreibt er heute in Fulda eine Agentur (Text-Atelier), die sich auf Text-Entwicklungen für Öffentlichkeitsarbeit spezialisiert hat. Er beschäftigt sich häufig auch mit medizinischen Themen und ist Autor mehrerer GU-Fitnessratgeber.

EIN WORT ZUVOR

Dieses Buch soll Mut machen. Es zeigt Wege auf, wie Sie negative Gefühle in den Griff bekommen. Dabei unterscheiden wir zwischen Stimmungsschwankungen, Stimmungstief und starker Verstimmtheit, wohl wissend, dass die Übergänge hier fließend sind. Unser wirksamstes Mittel zur Stimmungsaufhellung ist Bewegung. Ob Fitnessübungen oder leichter Ausdauersport – Fachleute, die sich mit von einer Depression betroffenen Menschen beschäftigen, haben erkannt, dass körperliche Aktivität, insbesondere Bewegung an der frischen Luft, positive Wirkung auf die Seele hat. Und was Menschen hilft, die an einer Depression leiden, hilft erst recht bei weniger schweren Verstimmungen.
Sicher haben Sie schon öfter festgestellt, wie bereits ein Spaziergang die Stimmung hebt. Dieser Ratgeber bietet Ihnen leicht umsetzbare weiterführende Tipps und Anleitungen. Sie erfahren Wissenswertes zu Stimmung und Bewegung und erhalten konkrete Anregungen, wie Sie sich ohne große Vorbereitungen und Kosten (wieder) mehr bewegen können – zu Hause oder unterwegs in der Natur. Sie lernen, Ihre Kräfte wiederzuentdecken und negative Einstellungen mithilfe von mentalen Übungen, mit Bewegung und leichten sportlichen Aktivitäten positiv zu verändern. Dies ist also ein Buch für Betroffene, aber auch eine wertvolle Informationsquelle für deren Angehörige und Freunde. Es ist außerdem ideal zum Verschenken. Das dem Buch zugrunde liegende Prinzip heißt Hilfe zur Selbsthilfe – mit Übungen, die sich vielfach in der Praxis bewährt haben.

Grit Moschke
Dr. Mathias R. Schmidt

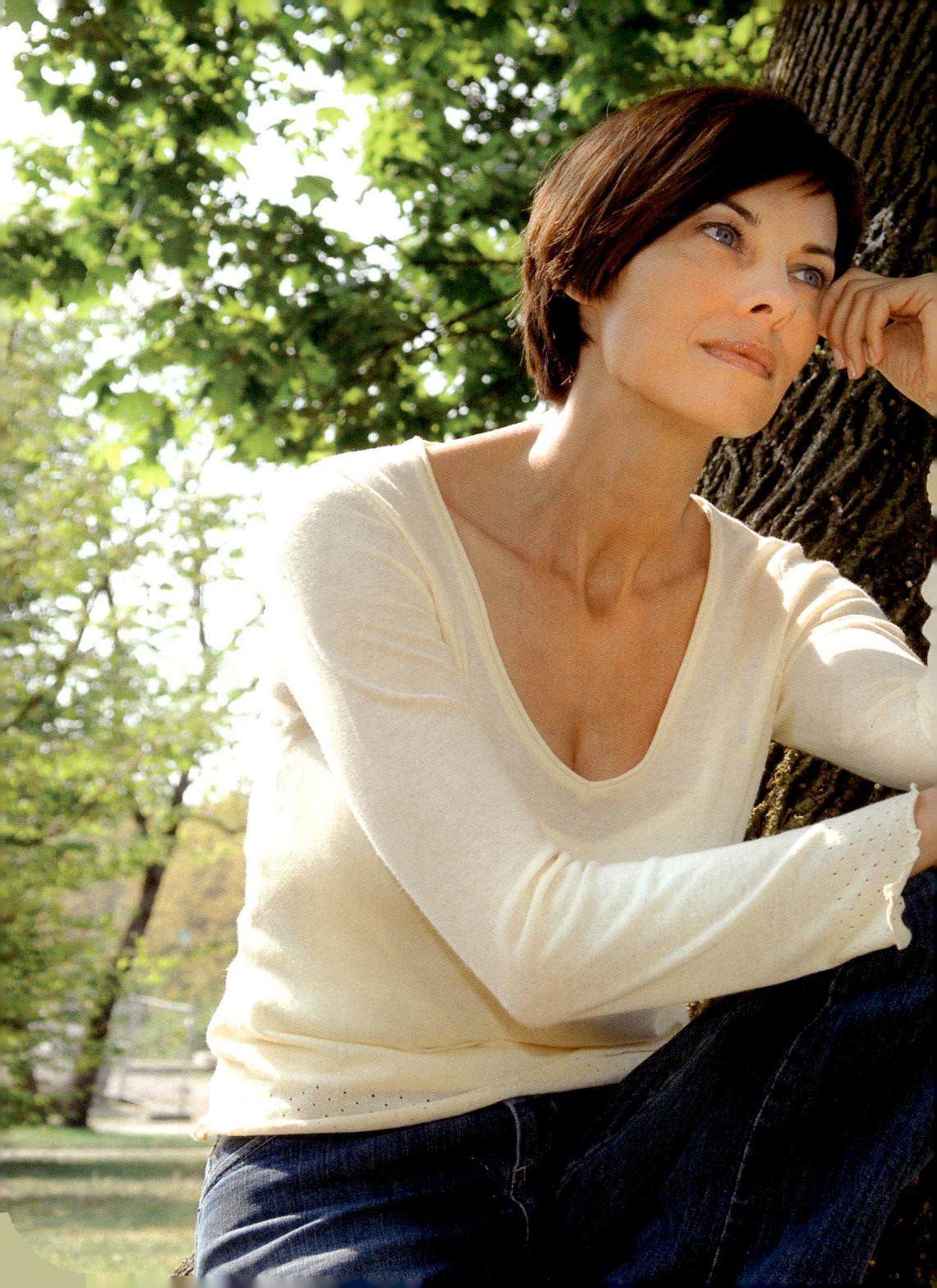

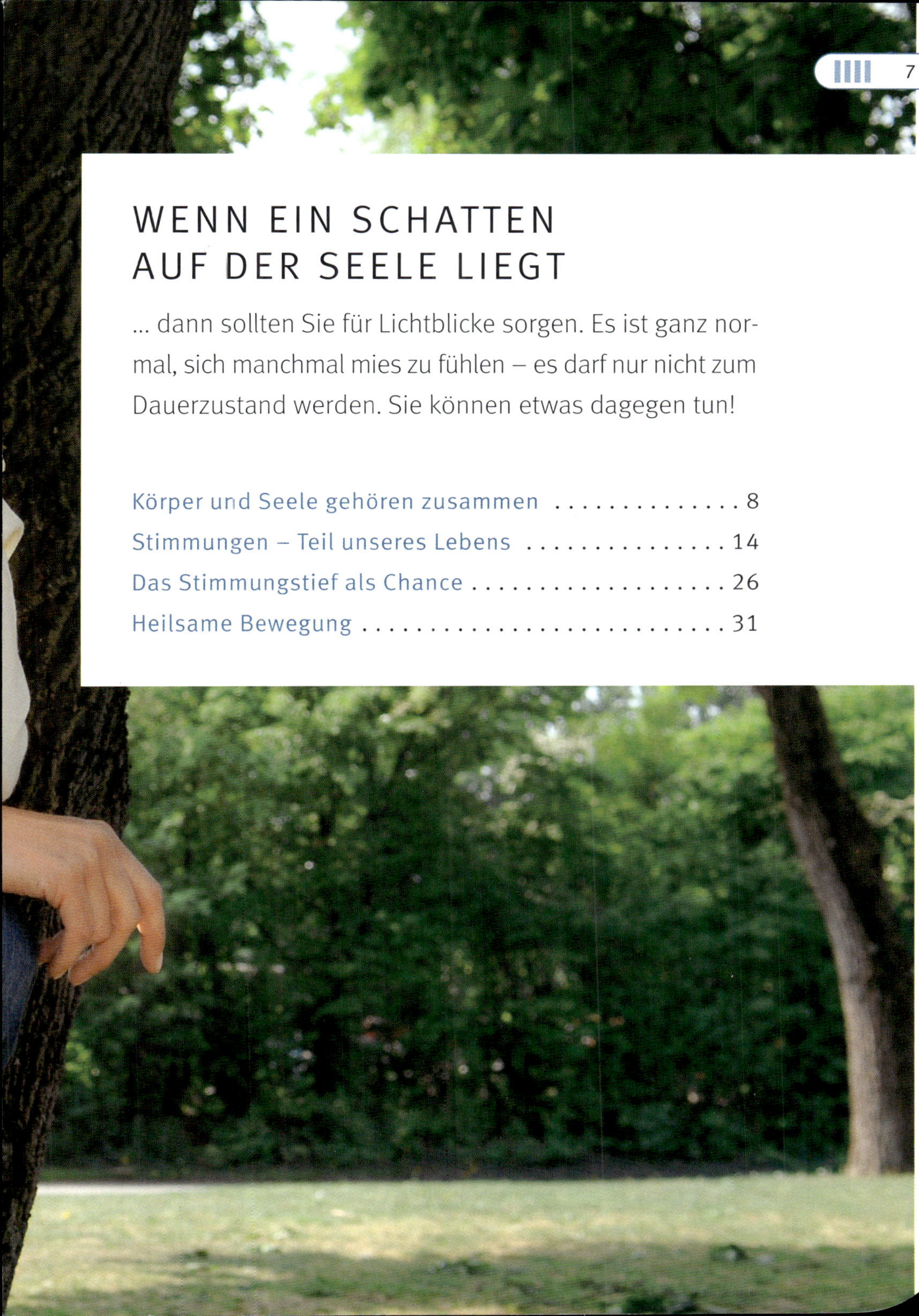

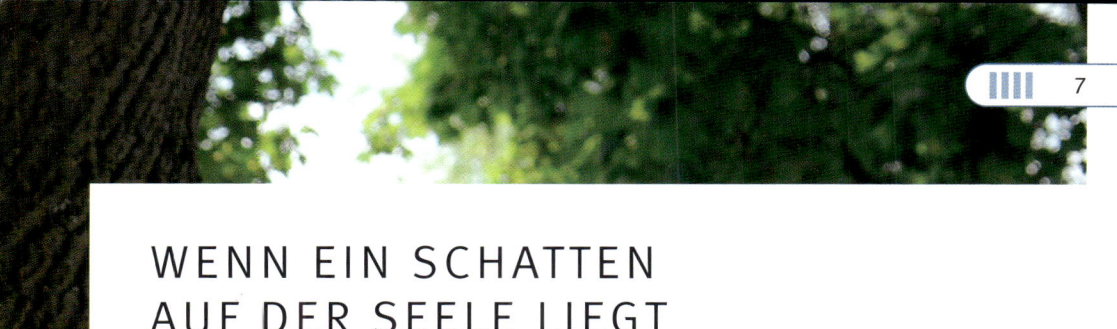

WENN EIN SCHATTEN AUF DER SEELE LIEGT

... dann sollten Sie für Lichtblicke sorgen. Es ist ganz normal, sich manchmal mies zu fühlen – es darf nur nicht zum Dauerzustand werden. Sie können etwas dagegen tun!

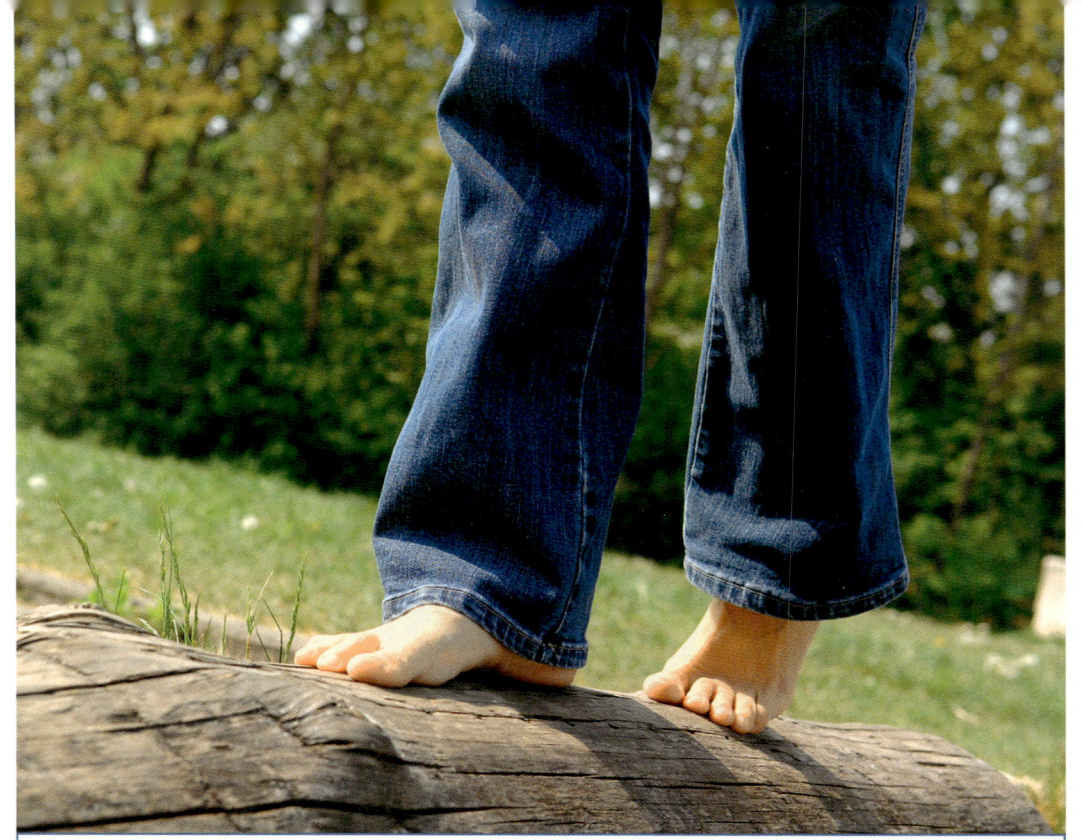

Körper und Seele
gehören zusammen

Den Begriff »Seele« kann niemand endgültig definieren, auch wenn es eine Vielzahl philosophischer, theologischer und psychologischer Erklärungsansätze gibt. Wie ist es dann möglich, bewusst auf die Seele einzuwirken? Man weiß, dass mit jeder seelischen oder geistigen Regung subtile physikalisch-chemische Vorgänge in den Organsystemen einhergehen. Seelische Vorgänge beeinflussen körperliche Vorgänge. Dass dies auch umgekehrt gilt, können Sie sich stimmungsaufhellend zunutze machen.

Die Seele: ungreifbar, aber mächtig

Die Seele schwebt nicht irgendwo über uns, sondern ist mit unserem Körper verbunden. Wenn wir »mit Leib und Seele« etwas tun, bereitet uns das Freude und begeistert uns, wir fühlen uns voller Energie und vergessen alles um uns herum. Körperliche Veränderungen beeinflussen die Seele und seelische Veränderungen wirken sich auf den Körper aus – das lässt sich heute mit Hilfe modernster Medizintechnik nachweisen.

Mit Hightech auf der Jagd nach der Seele

Die moderne Medizintechnik versucht, sich der Seele zu nähern. Mithilfe der so genannten Positronen-Emissionstomografie (PET) ist es möglich, Vorgänge im Gehirn in farbige Bilder umzusetzen. Man kann zum Beispiel verfolgen, welche Gehirnareale aktiviert werden, wenn jemand eine Rechenaufgabe löst, Sätze nachspricht oder versucht, sich an einen Namen zu erinnern. Man kann Testpersonen aber auch Wörter mit emotionalem Inhalt nennen und dabei die Hirnaktivität messen. Je stärkere Emotionen ein Wort aufgrund der individuellen Erfahrungen der Person auslöst, desto deutlicher wird die Reaktion im Gehirn sichtbar. Starke Emotionen wie helle Freude oder extreme Wut werden in Rot abgebildet. Eine nur geringe Reaktion auf einen Gefühlsreiz erscheint in Grün oder Blau. Das alles ist spannend und aufschlussreich. Aber die Seele dingfest zu machen hat selbst die PET noch nicht geschafft.

EINE WECHSEL-BEZIEHUNG
Die wechselseitige Verknüpfung von Gefühlen und Körper wird über das Nervensystem hergestellt. Diesen Zusammenhang bezeichnet man als neurophysiologische Korrelation.

Wie unsere Seele unser Leben beeinflusst

Die Reize aus unserem Umfeld beeinflussen unsere Gefühlswelt. Umgekehrt gilt: Unsere Stimmung hat großen Einfluss auf unser körperliches Befinden und unser Verhalten. Sinkt unsere Stimmung in den Keller, sind wir müde, schlapp und unkonzentriert. Unser Körper reagiert mit schlaffen Muskeln, Gewichtszunahme oder -abnahme oder Schlafstörungen. Fühlen wir uns niedergeschlagen, meiden wir den Kontakt zu anderen, weil wir uns in Gesellschaft unwohl fühlen. Wir sind stiller, weniger selbstsicher und zögern auszusprechen, was uns gefällt und was nicht.

Verstimmung ist »eingefrorene Spannung«

Das Leitsymptom einer seelischen Verstimmung wird als eingefrorene Spannung charakterisiert. Chronisch verstimmte Menschen fühlen sich häufig eingeengt – auch körperlich. Sie beschreiben ein Gefühl des Drucks (»Bedrücktsein«!) und leiden
meist unter Schlafstörungen. Diese andauernde Spannung er-
schwert oder verhindert den reibungslosen Ablauf verschiedener
Körperfunktionen.

So gleicht etwa das Aufwachen in einer unbelasteten Phase einem
langsamen »Auftauchen«: Die für den Wachzustand nötige natürliche Spannung wird allmählich aufgebaut. In einer Phase tiefer
Verstimmtheit geschieht das Aufwachen dagegen meist plötzlich.
Es kommt zu einem abrupten Wechsel hin zu einem als unangenehm erlebten Spannungszustand. Die vorherrschende Wahr-
nehmung: Gefühllosigkeit. Denn in der eingefrorenen Spannung
ist auch die Emotionalität festgefroren. Statt konkreter Gefühle
erleben stark verstimmte Menschen eher schwer zu beschreiben-
de Empfindungen wie zum Beispiel diffuse Angst oder unerklär-
liche Schwermut.

Wenn Ihre Stimmung schwankt

Wer in einem Stimmungstief steckt, ist in bester Gesellschaft.
Viele berühmte, begabte Frauen und Männer, Wissenschaftler,
Künstler, Poeten, Literaten oder Menschen, die Weltgeschichte
schrieben, litten zeitweilig an starker Verstimmtheit. Trotz dieser
schwerwiegenden Beeinträchtigungen erbrachten sie fantastische
Leistungen. Die meisten von ihnen waren ihren quälenden Stimmungsschwankungen hilflos ausgeliefert. Das können Sie sich er-
sparen – sofern Sie dazu bereit sind, Veränderungen einzuleiten.
Tun Sie etwas für den Gleichklang von Körper und Seele.

Manchmal braucht man eine Notbremsung

Stimmungsschwankungen, Stimmungstief oder starke Verstimmtheit wirken als Notbremse. Wir ziehen sie unbewusst in
einer Situation, die wir als Bedrohung erleben. Diese Notbremse
entspricht einer Überlebensstrategie, die aus der Kindheit

TIPP

»Mit den Flügeln der Zeit
fliegt die Traurigkeit davon«, schrieb Jean de
La Fontaine, der große
französische Dichter des
17. Jahrhunderts. Von ihm
stammen auch die zahl-
reichen Fabeln, die jedes
Schulkind kennt. Entdecken
Sie doch mal diese kleinen
Geschichten wieder, und
freuen Sie sich an ihren
Lebens-Weisheiten.

stammt: Einem Säugling dient der Zustand der Lähmung, das »Herunterfahren« aller Lebensfunktionen, als Schutz vor lebensbedrohender Gefahr. Als sogenannte depressive Abwehr verwenden wir als Erwachsene diese innere Lähmung als Schutz vor Gefühlen wie Wut, Hass, Verzweiflung, Verlassenheit, aber auch Abhängigkeit, Ohnmacht und der eigenen Wertlosigkeit. Um von solchen Gefühlen nicht überwältigt zu werden, schaltet Ihr Betriebssystem auf Störung. Jetzt müssen Sie sich als »Betreiber« etwas einfallen lassen ...

Ursachen für Stimmungsschwankungen

Ihre Seele reagiert höchst sensibel auf äußere Einflüsse. Sie kennen das bestimmt: Ein falsches Wort oder Signal von außen, und Ihre gute Laune ist wie weggeblasen. Je massiver und öfter Sie solche negativen Wahrnehmungen machen und je weniger Sie ihnen entgegenzusetzen haben, desto weit reichender sind die Auswirkungen. Stimmungsschwankungen können eine einzige Ursache haben, sehr viel häufiger ist aber eine Kombination mehrerer sich gegenseitig verstärkender Ursachen – wenn wieder einmal »alles zusammenkommt«.

TIPP: Was Ihnen auf die Seele schlägt

> Aktuelle psychosoziale Belastungen (zum Beispiel im Job oder in der Liebe)
> Die Einnahme bestimmter Medikamente
> Körperliche Erkrankungen
> Persönlichkeitsfaktoren (etwa die Neigung zu Angstzuständen oder ein geringes Selbstvertrauen)
> Genetische Veranlagung (Vererbung)
> Physiologische Faktoren (Veränderungen im Hormonhaushalt, Veränderung des Stoffwechsels, Muskelverspannungen)

> Einschneidende Lebensereignisse
> Physikalische Einwirkungen wie dauerhafter Lichtentzug oder ständiger Lärm
> Chronobiologische Faktoren (etwa ein gestörter Biorhythmus bei Schichtarbeit)

Länger anhaltende Stimmungsveränderungen sind oft die Folge einschneidender Erfahrungen, wie Trennung, Todesfall, der Verlust des Arbeitsplatzes, oder von chronischer Belastung beziehungsweise Überlastung oder chronischen Krankheiten.

Neurobiologie: Die Chemie muss stimmen

Mehrere wissenschaftliche Disziplinen beschäftigen sich mit der gegenseitigen Abhängigkeit von Seele und Körper: Biochemie, Neurophysiologie, Humangenetik, Psychologie, Neurologie und Psychiatrie. Auf der Grundlage ihrer Ergebnisse entstand der neurobiologische Erklärungsansatz. Er führt Änderungen der Stimmungslage und depressive Störungen zu einem erheblichen Teil auf bestimmte Veränderungen des Hirnstoffwechsels zurück. Dabei kommt dem Hormonspiegel eine Schlüsselrolle zu.

SCHWER ZU DEFINIEREN
Eine definitive »Biologie der Depression«, welche die Vorgänge aller depressiven Erscheinungsformen erklären könnte, gibt es nicht.

Ein Ausflug in die Tiefen des Gehirns

In unserem Gehirn sind etwa 100 Milliarden Nervenzellen (Neuronen) miteinander verbunden. Jede dieser Nervenzellen besteht, vereinfacht dargestellt, aus einem Zellkörper und einem so genannten Axon. Das ist eine Art Leitung, die zu anderen Zellen führt und sich in aller Regel mehrfach verzweigt. Diese Verzweigungen bilden ein undurchsichtig gesponnenes Netz. Es bildet Funktionskreise, die verschiedene Aufgaben haben: Wahrnehmen, Denken, Handeln, Empfinden, Urteilen und so weiter.

Von Neurotransmittern, Synapsen und Rezeptoren

Jede Nervenzelle tritt mit ihrer Nachbarzelle über Botenstoffe, die Neurotransmitter, in Verbindung. Das sind Eiweißverbindungen, die auch als biogene Amine bezeichnet werden. In einer Zelle entsteht ein elektrischer, also physikalischer Impuls, der nun auf chemischem Wege von den Neurotransmittern auf die nächste Zelle übertragen wird. Dort wird die chemische Information in einen elektrischen Impuls zurückverwandelt, der vom Axon zum Zellkörper geleitet wird. Diese Umwandlung der elektrischen Impulse in einen chemischen Vorgang geschieht an einer Kontaktstelle, die Synapse genannt wird. Dort wird ein Neurotransmitter an eine benachbarte Nervenzelle abgegeben und von einem sogenannten Rezeptor in Empfang genommen. Jeder Rezeptor tritt nur für einen bestimmten Botenstoff in Aktion. Jeder Neurotransmitter benötigt also seine auf ihn zugeschnittene Bindungsstelle, so wie ein Schlüssel nur in ein bestimmtes Schloss passt.

Schlüsselstoffe: Adrenalin und Serotonin

All dies ist recht komplex, aber auch faszinierend. In Bezug auf unsere Stimmungen ist wichtig: Es gibt klare Hinweise darauf, dass eine depressive Stimmung mit einer Störung des Neurotransmitter-Stoffwechsels zu tun hat. Vor allem den Botenstoffen Adrenalin und Noradrenalin sowie Serotonin wird bei der Entstehung depressiver Zustände eine wichtige Rolle zugeschrieben. Wenn diese Stoffe – oder einer davon – nicht mehr in ausreichendem Maße zur Verfügung stehen, kommt das ganze System durcheinander. Das Gleichgewicht der biologischen Funktionen ist gestört. Es muss etwas geschehen. Mit wohldosierten Medikamenten oder mit Bewegung oder beidem lässt sich ein Ausgleich schaffen, bis sich die natürliche Balance wiederherstellt.

FASZINIERENDE SCHALTZENTRALE

In unserem Gehirn werden unablässig Reize übertragen – eine Leistung, die der jedes Computers haushoch überlegen ist.

Wenn die Weiterleitung von Millionen von Nervenimpulsen nicht reibungslos abläuft, schlägt sich das auch auf die Stimmung nieder.

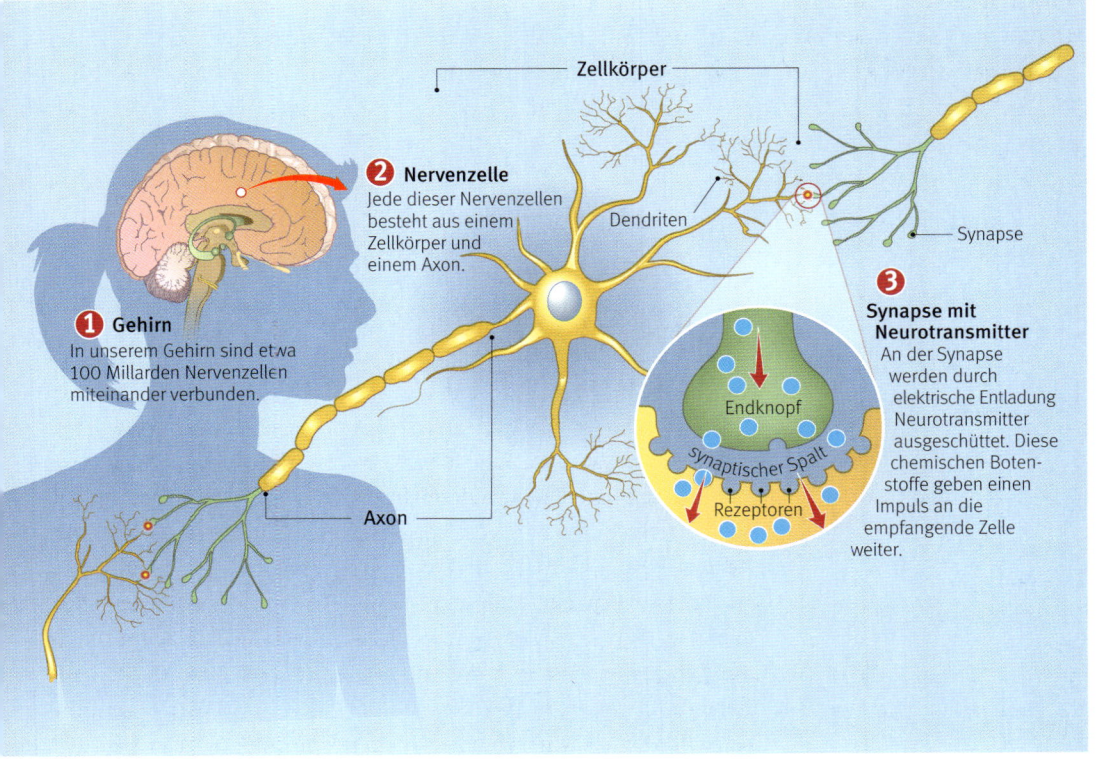

Zellkörper

2 Nervenzelle
Jede dieser Nervenzellen besteht aus einem Zellkörper und einem Axon.

Dendriten

Synapse

1 Gehirn
In unserem Gehirn sind etwa 100 Millarden Nervenzellen miteinander verbunden.

3 Synapse mit Neurotransmitter
An der Synapse werden durch elektrische Entladung Neurotransmitter ausgeschüttet. Diese chemischen Botenstoffe geben einen Impuls an die empfangende Zelle weiter.

Endknopf

synaptischer Spalt

Rezeptoren

Axon

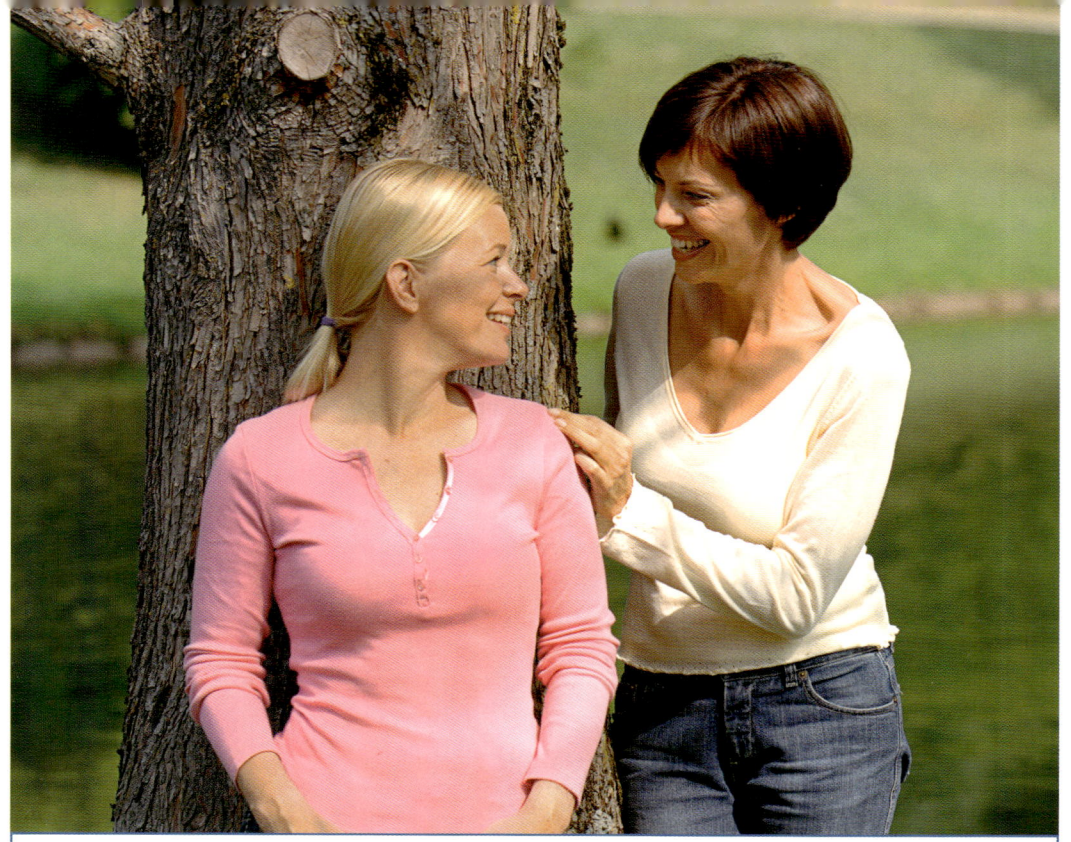

Stimmungen –
Teil unseres Lebens

Kein Tag ist wie der andere: Manchmal fühlen wir uns frisch und hellwach, sind super drauf und könnten Bäume ausreißen. Das Leben prickelt wie ein Glas Prosecco. An anderen Tagen stehen wir mit dem falschen Bein auf. Nichts klappt, wie wir es uns vorgestellt haben. Nicht immer können wir begründen, woher dieser Wechsel der Gefühle kommt. Steigt das Stimmungsbarometer, möchten wir am liebsten jeden umarmen. Fällt es, ziehen wir uns zurück, vergraben uns in Arbeit oder wollen nur noch schlafen.

Jeder reagiert anders

Jeder Mensch reagiert auf Gefühlsschwankungen anders, und bei jedem lösen bestimmte Situationen und Erlebnisse individuelle Reaktionen aus. Wie unterschiedlich das Auf und Ab der Gefühle unser Leben beeinflusst – und umgekehrt –, zeigt sich auch an der Vielfalt sprachlicher Wendungen, mit denen wir die verschiedenen Stimmungszustände anschaulich zum Ausdruck bringen.

Wir haben »null Bock«, sind »etwas down«, »lassen den Kopf hängen« oder sehen alles »grau in grau«. Nicht selten ist es, dass wir »etwas satt haben«, »am Ende« oder »ganz tief im Keller« sind. Aber im Gegensatz dazu könnten wir auch manchmal »Bäume ausreißen« und »die ganze Welt umarmen«. In Wörtern wie »Morgentief«, »Winterblues« oder »Frühlingsgefühle« schließlich drückt sich aus, dass unsere Stimmungen auch tages- oder jahreszeitlichen Einflüssen unterliegen. Von »Siegeslaune« über »Katerstimmung« bis zur »Weltuntergangsstimmung« – die Abstufungen in unserem Gefühlserleben sind so vielfältig wie das Leben selbst.

Aber nicht nur unsere Alltagssprache weist ein reichhaltiges Vokabular auf, um Gemütszustände treffend zu beschreiben. Fachleute sprechen von Stimmungs- oder Befindlichkeitsschwankungen, Stimmungstief, Verstimmtheit, seelisch-körperlicher Herabgestimmtheit, mangelnder Schwingungsfähigkeit der Seele, schwankender Gestimmtheit, Wechselstimmung ... Stimmungen sind nicht so leicht zu analysieren wie das Blut in einem Blutbild. Auf der Landkarte der Seele gibt es viele weiße Flecken.

Drei Stimmungsstufen

Die Übergänge zwischen den verschiedenen Stimmungslagen sind natürlich fließend. In diesem Buch gehen wir von drei unterschiedlichen Verstimmungsgraden aus: »Stimmungsschwankungen«, »Stimmungstief« und »starke Verstimmtheit«.

GU-ERFOLGSTIPP

Der Körper ist das ganze Leben lang einem Wandel unterworfen. Dies gilt auch für Ihre gesamte Persönlichkeit, Ihre Stimmungen und Ihre Lebensenergie. Leben bedeutet Veränderung. Eine solche Sichtweise macht Sie gelassener: Sie müssen sich nicht ständig Gedanken darüber machen, in welcher Stimmung Ihr Körper und Ihre Seele gerade sind und warum. Vielmehr geht es darum, in welche Richtung Sie sich gerne entwickeln würden. Bewegen Sie sich, ernähren Sie sich vorteilhaft (siehe Seite 42), und Sie werden die positiven Effekte an Körper und Seele spüren.

Depression oder Verstimmungen?

Die Übergänge zwischen Stimmungsschwankungen, Verstimmtheit und Stimmungstief sind fließend. Aber welchen Zusammenhang gibt es dabei mit einer »echten« Depression?

Was ist Depression?

Bei stärkerer Ausprägung von Stimmungsschwankungen, Stimmungstief und Verstimmtheit sprechen Fachleute von einer Tendenz zur Deprimiertheit (lat. »deprimere« = herabdrücken). Diese ist nicht gleichbedeutend mit Depression. Wer etwa wegen ernsthafter Sorgen in gedrückter Stimmung ist, hat nicht unbedingt eine Depression. Allerdings: Hält der Zustand länger an und stehen keine wirksamen Bewältigungsstrategien zur Verfügung, kann sich die Verstimmtheit zu einer Depression verfestigen.

Das Bundesgesundheitsministerium schätzt, dass vier Millionen Deutsche von einer Depression betroffen sind und dass gut zehn Millionen Menschen bis zum 65. Lebensjahr eine Depression erlitten haben. Bei Frauen werden Depressionen rund doppelt so oft diagnostiziert wie bei Männern. Dies kann auf eine stärkere genetische Veranlagung von Frauen zur Depression hinweisen, aber auch mit sozialen Rollen und Zuschreibungen zusammenhängen. Männer gehen seltener in ärztliche Behandlung und erzählen weniger über sich, sodass eine Depression bei ihnen oft nicht zur Kenntnis kommt.

Forschungserkenntnisse nutzen

Aus der Forschung zur Depression sind Empfehlungen hervorgegangen, wie mit einer Veränderung der Einstellung und mit gezielter Bewegung Hilfe zur Selbsthilfe gegeben werden kann. Diese zuverlässig erprobten Erkenntnisse bilden die Grundlage für die Empfehlungen in diesem Buch, die wiederum speziell auf die Bedürfnisse von Menschen mit Stimmungsschwankungen, Stimmungstief und Verstimmtheit zugeschnitten sind. Sie können damit wirkungsvoll der »Verfestigung« Ihrer gedrückten Stimmung vorbeugen.

EINE VOLKS-KRANKHEIT
Der britische Gesundheitsdienst NHS erklärt in einer Informationskampagne, dass fast jeder Mensch in seinem Leben mindestens einmal an Depression leide. Die Kampagne richtet sich übrigens besonders an Männer, die sich der Depression meist schämen, sie verheimlichen und so nicht die Hilfe bekommen, die sie brauchen.

Up and down: Stimmungsschwankungen

Schwankungen resultieren aus Spannungen, und diese entstehen durch Gegensätze. Empfinden wir Gegensätze als zu stark, fühlen wir uns hin und her gerissen und bauen Spannung auf. Unsere Stimmung gerät ins Schwanken.

Für den einen reicht das schlechte Wetter als Grund. Für den anderen ist es die Überforderung im Beruf, der Stress in Partnerschaft oder Familie, die Unzufriedenheit mit der zu kleinen Wohnung, der berufliche Stillstand oder der fehlende Lebenssinn. Weil all dies nicht zu dem passt, wie wir uns unser Leben eigentlich wünschen, und weil wir keinen wirklichen Ausweg aus der Misere finden, reagieren wir überempfindlich, können keine Kritik vertragen. Wir lassen uns gehen, hängen auf der Couch herum, sind gereizt und ruppig zu unseren Mitmenschen. Das Hadern mit uns selbst und der Welt wirft uns hin und her, und am Ende Tages können wir uns selbst nicht mehr leiden.

Im Laufe Ihres Lebens haben Sie vielleicht Strategien erlernt, die Ihnen helfen, aus der Stimmungsschwankung heraus und wieder in Balance zu kommen. Reichen diese Strategien nicht mehr aus, können Sie in ein Stimmungstief geraten. Vorbeugen und ausgleichen lässt sich hier mit viel Bewegung in der Natur.

KELLER ODER DACHTERRASSE?

Bei Stimmungsschwankungen fühlt man sich oft wie in einem Fahrstuhl. Manchmal ist es nötig, etwas zu verändern, um aussteigen zu können.

Angeknackst: das Stimmungstief

Das Stimmungstief kann eine normale und sogar notwendige Reaktion auf eine gravierende Veränderung unserer Lebenssituation sein. So sind wir nach dem Verlust eines geliebten Menschen traurig, und die Trauer ist wichtig für den Verarbeitungsprozess. Denn wir benötigen die Phase des Tiefs, um die durch äußere Einflüsse in uns ausgelösten Gefühle zu sortieren und auszubalancieren.

Stimmungen werden von außen beeinflusst: von der Familie, den Arbeitskollegen, Nachbarn, Freunden, von beruflichem und privatem Stress, dem wir unterworfen sind oder den wir uns selbst antun. Aber auch körperliche Faktoren spielen eine Rolle, etwa ob wir hungrig oder satt sind, ausgeschlafen oder übermüdet, gesund und fit oder körperlich angeschlagen.

Meist sind wir in der Lage, auch mit negativen Gefühlen umzugehen, sie anzunehmen und zu bewältigen. Wir wissen, welche Laus uns über die Leber gelaufen ist, welche äußeren oder inneren Ereignisse das Tief ausgelöst haben. Bei schlechter Laune, einem Durchhänger oder an einem »schlechten Tag« vertrauen wir ganz intuitiv auf die Selbstreinigungskräfte unserer Seele. Wir wissen, dass morgen schon wieder alles ganz anders aussehen kann.

Wegen eines Stimmungstiefs brauchen Sie sich nicht in (haus)ärztliche oder psychiatrische Behandlung zu begeben. Im Gegenteil: Gerade weil wir zwischen positiven und negativen Stimmungen und Gefühlszuständen hin und her schwingen können, sind wir emotional gesund. Dieses Ausbalancieren will allerdings gelernt und geübt sein. Etwas ganz Einfaches erweist sich dabei als äußerst hilfreich: Bewegung. Idealerweise an der frischen Luft. Sie kann Ihnen helfen, die nötigen positiven Schwingungen zu erzeugen.

Voll im Keller: starke Verstimmtheit

Wenn Sie, vielleicht auf Grund von Dauerstress, die Stufe der starken Verstimmtheit erreicht haben, ist das ein Zeichen dafür, dass Ihre Selbsthilfestrategien unzureichend oder kaum mehr funktionieren. Sie schlafen schlecht, reagieren empfindlich auf alles, was sich Ihnen in den Weg stellt. Ihr Blutdruck steigt, Ihr Herz rast, Sie sind permanent angespannt. Ihre Umwelt registriert dies mit Unbehagen. Sie haben das Gefühl, dass etwas nicht stimmt, wollen sich am liebsten in Ihr Schneckenhaus verkriechen und niemanden sehen. Ruhe, keinen Finger rühren. Sie lassen sich hängen und verbringen den ganzen Tag vor dem Fernseher.

Ihre Freunde sind irritiert, dass Sie sich so anders als früher verhalten, und geben Ihnen das auch zu verstehen. Auch diese Mitteilungen wollen Sie am liebsten ignorieren und ziehen sich weiter zurück. Ihre starke Verstimmtheit hält Sie und Ihr Leben für längere Zeit in Schach. Sie sind ein Gefangener Ihrer selbst.

WICHTIG

Bleibt eine starke Verstimmtheit über mehrere Wochen oder Monate bestehen oder kehrt immer wieder, sollten Sie professionelle Unterstützung suchen. Wählen Sie die Telefonnummer Ihres Hausarztes, eines Psychologen oder Psychotherapeuten in Ihrer Nähe und sprechen Sie Ihre veränderte Stimmungslage an. Im Internet finden Sie weitere Informationen unter: www.kompetenznetz-depression.de

Selbsttest: Wie tief bin ich im Keller?

Sie fühlen sich »down« und möchten wissen, wie tief Sie bereits in den Keller gerutscht sind? Den Leidensdruck zu messen ist schwierig. Mit diesem Test können Sie aber eine Tendenz erkennen. Der Test bringt natürlich kein wissenschaftlich fundiertes Ergebnis, sondern gibt Ihnen Anhaltspunkte. Wenn Sie es genauer wissen wollen, sollten Sie einen Arzt oder Psychologen um Hilfe bitten. Oder fragen Sie Ihren Hausarzt, ob er über psychologische Grundkenntnisse verfügt. Wenn Sie seelisch leiden, lassen Sie keine kostbare Lebenszeit verstreichen – suchen Sie Hilfe! Bei unklaren Bauchschmerzen gehen Sie ja schließlich auch zum Arzt.

Welche der folgenden Aussagen treffen auf Sie zu?

☐ Ich fühle mich schon länger traurig, belastet und ohne Hoffnung.

☐ Ich kann mich nicht mehr an Dingen freuen, für die ich mich früher interessiert habe.

☐ Ich habe das Gefühl, ausgebrannt zu sein, und bin ständig müde.

☐ Ich habe an Gewicht verloren, weil ich keinen Appetit mehr habe.

☐ Ich schlafe seit längerer Zeit schlecht. Besonders Ein- und Durchschlafstörungen machen mir zu schaffen. Morgens wache ich früh auf.

☐ Manchmal stehe ich unter Strom, und dann wieder stagniere ich, als ob ich eine Handbremse anziehen würde.

☐ Ich habe meine sexuelle Lust verloren.

☐ Ich fühle mich schuldig, wertlos, und ein Versager bin ich auch.

☐ In der letzten Zeit kann ich mir aufgrund von Konzentrationsschwierigkeiten gar nichts mehr merken.

☐ Das Leben fühlt sich so leer an, dass ich manchmal das Gefühl habe, einfach vom Erdboden zu verschwinden.

Bereits wenn Sie eine Aussage als zutreffend angekreuzt haben, sollten Sie mit ausgleichenden Maßnahmen entgegenwirken. Je mehr Aussagen auf Sie zutreffen, umso dringender ist dies. In diesem Ratgeber finden Sie viele konkrete Anregungen.

Dauerstress ist ein Gesundheitsrisiko

Prof. Otto Benkert war lange Jahre Direktor der Psychiatrischen Klinik der Universität Mainz. Viele seiner Buchveröffentlichungen sind zu Standardwerken geworden. Auf Seite 121 und 122 finden Sie entsprechende Buchtipps sowie die Internet-Adresse von Prof. Benkert. Er beschreibt unter anderem, wie stark sich die Stressspirale nach oben schrauben kann und wie es zum »Worst Case« Depression kommt. Seine Ratschläge sind aber nicht nur für Menschen mit einer »echten« Depression interessant, sondern gelten auch bei den unterschiedlichen Abstufungen von Verstimmtheit.

STRESSFALLE
Ständiger Stress macht nicht nur müde – sondern auch traurig.

Was macht permanenten Stress so gefährlich? Welche Zusammenhänge bestehen zwischen Dauerstress und Depression?

Prof. Otto Benkert: Da die Symptome bei Dauerstress und einer Depression sehr ähnlich sind, liegt es nahe, auch nach gemeinsamen Ursachen im Gehirn zu suchen. Tatsächlich ist sowohl bei Stress als auch bei Depression die Ausschüttung des »Stresshormons« Kortisol erhöht, das autonome Nervensystem ist aus der Balance geraten. Diese neurobiologischen Störungen können zu fatalen Gesundheitsfolgen führen, besonders häufig zu Herz-Kreislauf-Erkrankungen, Diabetes und Osteoporose. Eine der wichtigsten psychischen Folgen von Dauerstress ist die Depression. Deswegen habe ich meinem Buch den Titel »StressDepression« gegeben.

Bei depressiven Zuständen kann das Risiko einer Herz-Kreislauf-Erkrankung ansteigen. Warum?

Die erhöhte Kortisol-Ausschüttung und die Fehlregulation des Sympathikus-Parasympathikus-Systems führen zu drei krankhaften Veränderungen: Erstens entsteht das so genannte metabolische Syndrom. Das Hormon Kortisol führt dazu, dass im Bauchgewebe Fett angereichert wird. Außerdem erhöht es die Bereitschaft, einen Diabetes zu entwickeln, und führt zu Bluthochdruck. Zweitens: Die Fehlregulation des Zusammenspiels von Sympathikus und Parasympathikus erhöht den Pulsschlag mit weiteren negativen Folgen für die Herzfunktion. Und drittens erhöhen Depression und Dauerstress den Adrenalinspiegel im Blut. Dadurch steigt das Risiko für eine gestörte Blutgerinnung. Das führt schließlich zu einer Arteriosklerose (»Arterienverkalkung«) mit dem Risiko des Herzinfarkts.

Anhaltender psychischer Stress ist also ein Gesundheitsrisiko. Doch können wir uns in dieser hektischen Zeit überhaupt noch vor Stress schützen? Gibt es wirksame Maßnahmen?

Es gibt vielfältige Selbsthilfe-Strategien, um sich zu schützen. Zunächst muss man sich im Klaren darüber sein, wo die eigentlichen Belastungsfaktoren liegen und wo die eigenen Ressourcen zu finden sind: Der musisch Interessierte wird sich durch ein Musikstück erholen oder ins Kino gehen. Der Gartenliebhaber ordnet seinen Garten, um dem Dauerstress zu entfliehen. Aber Entspannungsübungen sollte jeder lernen, um sie bei psychischem Stress gezielt einzusetzen. Genauso sollte jeder regelmäßige Bewegungsübungen durchführen, damit er trainiert bleibt. Dann kann er in Stressphasen die befreiende Wirkung des Laufens oder Wanderns noch bewusster erfahren.

Wie beeinflussen eine ungesunde Lebensweise und der biologische Alterungsprozess die Entwicklung einer Depression? Wie kann man hier gegensteuern?

INDIVIDUELL
Jeder Mensch hat seine ganz persönlichen Strategien, mit Stress umzugehen.

BEWEGUNG
… und eine gesunde Lebensweise können den Teufelskreis stoppen.

Eine ungesunde Lebensweise mit einem zu geringen Bewegungspensum, falscher Ernährung und vermehrtem Alkohol- und Nikotinkonsum hält den Teufelskreis aus Dauerstress, Depression und körperlichen Gesundheitsschäden aufrecht. Wissenschaftlich ist nachgewiesen worden, dass regelmäßige Bewegung und eine allgemein gesunde Lebensweise sich gerade während einer Depression für die Therapie positiv auswirken. Wenn wir durch regelmäßige Bewegung den täglichen Stress aktiv abbauen oder gar nicht erst entstehen lassen, ist auch das Risiko für das Auftreten einer Depression niedriger. Das gilt auch und besonders für das Alter: Wer sich mit Bewegung, genug Schlaf, Entspannung und einer gesunden Lebensweise fit hält, hat ein sehr viel geringeres Risiko, eine Depression zu entwickeln.

Kann der Wunsch, ein Trainingsprogramm regelmäßig durchzuziehen, nicht seinerseits zu einem neuen Stressfaktor werden?

Früher haben wir depressiven Patienten keine körperliche Aktivität zugetraut. Sie nahmen nur an der regelmäßigen Krankengymnastik teil. Seit wir wissen, dass der erhöhte Kortisol-Spiegel im Körper bei der Depression durch Bewegung abgebaut wird und dadurch ein Gesundungsprozess eintritt, erklären wir den Patienten diesen Zusammenhang. Sie merken bald, dass eine behutsame Steigerung der Aktivität ihnen gut bekommt und nicht selbst als Stressfaktor wirkt. Allerdings sollte das Ziel nicht ein Marathonlauf sein! Schwer depressive Patienten können aber aufgrund der Gehemmtheit und starken Antriebsarmut zunächst nicht am Bewegungsprogramm teilnehmen.

Stimmungen und Lebensphasen

Stimmungsschwankungen sind normal. Das Leben ist eine lange »Sinuskurve«, bei der jedem Hoch unweigerlich ein Tief folgt – nur geschieht das im Leben nicht so gleichmäßig und vorhersehbar wie in der Mathematik. In bestimmten Abschnitten unseres Lebens sind (Zwischen-)Tiefs allerdings geradezu vorprogrammiert. Im Folgenden finden Sie dazu einige Beispiele.

Nach der Geburt eines Kindes: der Babyblues

Die so genannte Wochenbett-Depression kann sich in den ersten sechs bis acht Wochen nach einer Entbindung bei der Mutter einstellen. Besonders häufig passiert das in der ersten und zweiten Woche. Auslöser sind die hormonellen Umstellungsvorgänge im Körper. Bei später auftretenden Stimmungswechseln spielen dagegen meist psychologische Faktoren eine Rolle: Ein Gefühl der Überforderung oder Beziehungsprobleme können die Stimmung der Mutter stark belasten. Aus einer intimen Zweisamkeit wird eine Dreierbeziehung, in der das Kind dominiert. Dies stört die gewohnte Ordnung und die eigene Persönlichkeitsentfaltung – so wird es jedenfalls häufig empfunden.

Kindes- und Jugendalter

Bereits im Kindesalter können Verstimmungen oder auch länger anhaltende Phasen von Verstimmtheit auftreten – wenngleich die Kleinen ein solches Gefühl anders benennen und es zum Beispiel als »Bauchweh« bezeichnen. Dass schon Kinder in seelische Tief- und Schieflagen kommen, ist kein Wunder, wenn man bedenkt, was alles auf sie einstürmt: Schulstress, steigender Leistungsdruck und Konflikte mit Eltern und Freunden, neue Erfahrungen, die verarbeitet werden müssen, Langeweile, Freizeitstress mit ständigen Terminen ...

Unter den Jugendlichen wiederum gibt es viele, die Angst vor der Zukunft haben, sich unverstanden fühlen und das Leben als sinnlos empfinden. Düstere Verstimmungen, Interesselosigkeit, Appetit- und Schlafstörungen sowie der sprichwörtliche »Weltschmerz« der Jugend sind die Folge.

TIPP

Gerade Jugendlichen fällt es oft schwer, über Gefühle zu reden. Ihre Ängste und das Gefühl des Unverstandenseins drücken sich häufig in Rückzug oder Trotz und Aggressivität aus. Selbst gewählte Sportarten oder Hobbys können Teenagern helfen, mit ihren widersprüchlichen Emotionen besser klarzukommen.

SIND FRAUEN ANFÄLLIGER ALS MÄNNER?

In wissenschaftlichen Studien wird diskutiert, ob Frauen häufiger als Männer unter depressiven Störungen leiden. Keine dieser Untersuchungen konnte jedoch endgültige Ergebnisse liefern. Im Allgemeinen wird beschrieben, dass Frauen eher über ihre Symptome sprechen und pfleglicher mit ihrem Körper umgehen. Männer dagegen reden seltener über ihre Gefühle. Symptome wie Gereiztheit, Aggressivität, Ärgerattacken, Aktionismus und antisoziales Verhalten lassen sich bei ihnen häufiger feststellen als bei Frauen. Doch konnte bislang nicht verlässlich festgestellt werden, ob eher Frauen oder Männer stärker zu depressiven Störungen neigen.

KÖRPERSPRACHE
Auch die Hormone haben ein entscheidendes »Wörtchen mitzureden«, was die Stimmungen betrifft.

Die Zeit der Wechseljahre

Die hormonelle Umstellung im weiblichen Körper bestimmt die Lebensphase der Wechseljahre. Die meisten Frauen kommen im Alter zwischen 45 und 55 ins Klimakterium, doch gibt es große individuelle Unterschiede. Diese Übergangsphase wird von fast allen Frauen deutlich wahrgenommen. Verstärkt treten körperliche und seelische Beschwerden auf. Hierzu zählen unter anderem Schweißausbrüche, Hitzewallungen, Gewichtszunahme, Nervosität, Lustlosigkeit, Schlafstörungen, Stimmungsschwankungen und depressive Verstimmung. Die Ursache liegt im hormonellen Wandel, vor allem in der reduzierten Produktion des Geschlechtshormons Östrogen. Viele Frauen machen sich in dieser Zeit verstärkt Sorgen um die Zukunft, zweifeln an ihrer Attraktivität und suchen nach dem Sinn für die nächsten Lebensjahre.

In den Wechseljahren kann die Stimmung häufiger schwanken. Oft kommen noch Angstzustände hinzu. Durch ein individuelles Bewegungsprogramm kann man Wechseljahrebeschwerden entgegenwirken. Probieren Sie es aus. Besonders Ausdauersportarten haben sich als sehr effektiv in dieser Phase gezeigt. Damit haben Sie noch dazu ein wirkungsvolles Mittel in der Hand, sich fit und in Form zu halten, Selbstbewusstsein zu tanken und sich auch mit ein paar Falten noch attraktiv zu fühlen.

Im Alter

Depressive Stimmungen bei älteren Menschen sind manchmal schwer zu erkennen. Vielen alten Menschen fällt es schwer, persönliche Leistungseinbußen zu akzeptieren, daher kehren sie ihre Missempfindungen eher unter den Tisch. Viele orientieren sich an der Vergangenheit, ihr Interesse an aktuellen Dingen lässt nach. Dies kann normal sein, es kann aber auch auf eine Depression hinweisen. Medikamente bedürfen in dieser Phase des Lebens einer besonderen Dosierung und Auswahl, die auch Rücksicht auf die spezielle Lebenssituation und eventuelle Krankheiten nimmt.

Besonders häufige Symptome bei depressiv gestimmten älteren Menschen sind Reizbarkeit, Misstrauen, hypochondrische Züge, Resignation, Apathie, Konzentrations- und Gedächtnisstörungen, Selbstvorwürfe, Schuldgefühle und Müdigkeit. Viele alte Menschen haben gleich mehrere Erkrankungen. Das bedeutet, dass körperliche Erkrankungen und das seelische Tief sich gegenseitig bedingen und verstärken können.

BEWEGUNG WIRKT AUCH BEI SENIOREN WUNDER

Auch bei älteren Menschen wirken sich Bewegung und Sport positiv auf die Stimmung aus. Der menschliche Organismus ist auf Bewegung ausgerichtet – das gilt für jede Altersstufe. Durch die vermehrte Ausschüttung von »Gute-Laune-Hormonen« wie Endorphinen hellt sich die Stimmung auf. Wer schon in jüngeren Jahren Sport getrieben hat, ist im Vorteil: Etwas von der Ausdauer und Flexibilität früherer Jahre bleibt auch nach einer längeren inaktiven Phase erhalten und erleichtert den Wiedereinstieg in ein Bewegungsprogramm.

Es ist sinnvoll, sich zunächst bewusster zu entspannen – beispielsweise bei einem Nickerchen nach dem Mittagessen. Zur Entspannung von Körper und Seele gehört dann aber auch ein möglichst regelmäßiges Sport- und Übungsprogramm. Bevor damit allerdings begonnen wird, bedarf es einer gewissen Vorbereitung. Bei schweren Erkrankungen, insbesondere bei internistischen Begleiterkrankungen wie Diabetes, sollte der Arzt gebeten werden, das Übungsprogramm zu beurteilen.

Besonders für ältere Menschen geeignet sind folgende Sportarten und Bewegungsformen: Nordic Walking, Walking, Skilanglauf, Radfahren, Schwimmen, Yoga, Stretching, Tanzen, Golf und Minigolf.

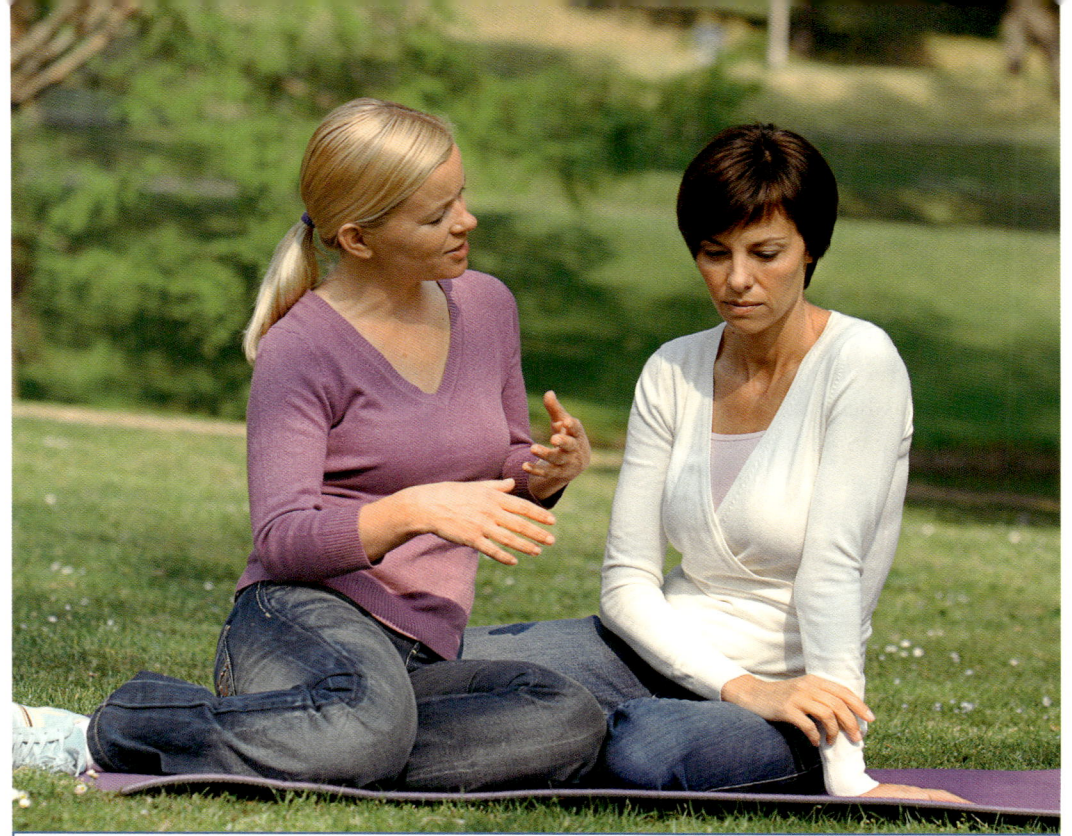

Das Stimmungstief
als Chance

Manchmal versinken wir von einer Sekunde auf die andere tief in Trauer oder werden von einem Glücksgefühl erfasst. Dafür gibt es verschiedenste Auslöser – in den seltensten Fällen kennen wir sie. Die Impulse haben mit früheren Erfahrungen zu tun, mit gespeicherten Verhaltensprogrammen, etwa aus Kindheitserlebnissen. In unserem Unterbewusstsein speichern wir daraus positive wie negative Szenen. Um uns von den negativen Einflüssen auf unsere Stimmung zu lösen, gibt es einen wirkungsvollen Trick.

Programmieren Sie sich um!

Wie bei einem alten Videomitschnitt, den Sie mit etwas Neuem, Interessanterem überspielen, können Sie die in Ihrem Unterbewusstsein gespeicherten Auslöser für schlechte Stimmung mit positiven Szenen überspielen. Damit steigt Ihre Laune, und Sie können sich von alten, belastenden Verhaltensmustern lösen. So machen Sie das Beste aus Ihrem Stimmungstief, denn Sie nutzen es als Wegweiser für Ihre persönliche Weiterentwicklung. Hier die Kurzanleitung fürs Umprogrammieren, bevor wir Ihnen mit ein paar Beispielen anschaulich machen, was wir meinen:

1. Machen Sie sich klar, dass Sie sich Zeit nehmen müssen. So eine Umprogrammierung kann dauern. Schließlich haben Sie die alten Muster über viele Jahre mit sich herumgetragen.

2. Suchen Sie nach den Auslösern, die Sie immer wieder in das Stimmungstief versetzen. Wenn Sie eine Zeitlang genau darauf achten, unter welchen Umständen Sie vermeintlich unerklärlicherweise plötzlich »schlecht drauf« sind, kommen Sie ihnen mit Sicherheit auf die Schliche.

3. Machen Sie sich bewusst, welche negativen Verhaltensmuster sich verfestigt haben.

4. Suchen Sie nach einer positiven Umkehrung dieser Muster. Dabei gilt: Ihr Unterbewusstsein beeindrucken Sie nur mit starken Emotionen. Nur diese schaffen es, in den »Langzeitspeicher« aufgenommen zu werden und negative Muster zu überspielen.

Bewegungsmuffel Julia

Früher hatte Julia im Sportunterricht stets schlechte Noten gehabt. Sie war etwas pummelig und galt als unsportlich. Sobald sie die Umkleidekabine der Sporthalle betrat, verspannte sie sich vor Missmut und Angst. Als die Schule dann vorbei war und Julia ihre Ausbildung begann, war sie froh, nun von sportlichen Aktivitäten verschont zu sein. Sie hatte nie gelernt, Bewegung ohne Leistungsdruck zu genießen. Im Laufe der Jahre wurde Julia immer runder, und ihr Arzt empfahl ihr dringend mehr Bewegung. Doch davon wollte Julia nichts hören, obwohl sie lieber eine schlanke Figur gehabt hätte.

SIE KÖNNEN ETWAS TUN!

Plötzlichen, automatisch ablaufenden Stimmungswechseln fühlen wir uns oft hilflos ausgeliefert. Mithilfe der Technik des »Umprogrammierens« werden wir in eigener Sache aktiv und gewinnen an Einfluss auf unsere Stimmungen.

Schon beim Gedanken an Bewegung fühlte Julia sich schlapp und wollte sich nur noch verkriechen. Der Arzt machte ihr aber klar: Wenn es gelänge, die gespeicherten negativen Erfahrungen mit Bewegung in positive umzuformen, hätte Julia den Schlüssel zum Erfolg in der Hand.

Früher war es die Ablehnung durch Sportlehrer und Mitschüler, die Julia sportliche Betätigung verleidete. Sie spürte in jeder Sportstunde, wie die anderen sie mit Blicken »abtasteten«. Ihr Selbstwertgefühl war meist schon mit Beginn der Stunde auf Null. Auch mit Ihrem langen T-Shirt konnte sie die Speckröllchen nicht verstecken. Sie hatte Angst, sich zu bewegen. Wenn Sie Fehler machte oder als Letzte ins Ziel kam, lachten die anderen. Deshalb bedeutete alles, was mit Sport zu tun hatte – Orte, Geräte, Kleidung … – für Julia bereits Stress.

Als Julia sich über diese Zusammenhänge klar geworden war, verstand sie den Ursprung ihrer Abwehrhaltung. Sie spielte die Situationen von früher immer wieder geistig durch und machte sich klar, dass sie nicht mehr stimmten, weil sich ihre Lebenssituation verändert hatte. Es waren jetzt erwachsene Menschen um sie herum, die teilweise auch mit Ihrem Körpergewicht zu kämpfen hatten. Jetzt ging es um die Gesundheit, nicht um Schulnoten. Der mutige Wille zu einem neuen Lebensstil wurde von Freunden, Verwandten und Bekannten sehr positiv aufgenommen. Julia bekam die Aufmerksamkeit, die sie brauchte, um glücklich zu sein.

Innerhalb von ein paar Wochen veränderte sich Julias Einstellung zur Bewegung. Den Rat des Arztes empfand sie nicht länger als Druck. Sie kaufte sich Ratgeber und Fitness-Videos und begann im Schutz ihrer vier Wände, die Übungen vor dem Fernseher mitzumachen. Dann legte sie sich Nordic-Walking-Stöcke und Sportschuhe zu und begann im Stadtwald zu laufen. Binnen sechs Monaten nahm sie gut fünf Kilo ab und fühlte sich wie neu geboren.

AUF ANDERE GEDANKEN KOMMEN

Das Stimmungstief versetzt uns in die Lage, Gefühle stärker wahrzunehmen und bestimmte immer gleich ablaufende Reaktionen in Frage zu stellen. Unsere seelischen Bedürfnisse treten stärker hervor, sie drängen sich geradezu auf. Dies sollten wir nutzen und die negativen Gedanken zu positiven umformen. Die Redewendung »... damit Du auf andere Gedanken kommst« trifft es genau! In der Psychologie wird der Vorgang des »Umprogrammierens« als kognitive Umstrukturierung bezeichnet.

Lenas Party

»... Dabei hatte ich die Party so gut vorbereitet. Ich kaufte stundenlang ein, kochte ein leckeres Essen, dekorierte den Tisch. Doch bis auf einen einzigen Freund tauchte keiner der eingeladenen Bekannten auf. Ich kam mir total abgelehnt vor und wäre bestimmt in ein Stimmungstief gerutscht, wenn dieser eine Freund sich nicht so viel Mühe gegeben hätte, mich wieder aufzurichten. Generell hatte ich schon immer sehr hohe Erwartungen an mich selbst und andere. Wenn etwas nicht so funktionierte, wie ich es mir ausgemalt hatte, konnte ich sehr wütend werden. Ich wollte mir die nötige Anerkennung verschaffen und möglichst keine Fehler machen. Wenn das mal nicht klappte, verlor ich die Kontrolle über die Situation und steigerte mich in Selbstzweifel und missmutige Stimmung. Manchmal dauerte es Tage, bis ich mich wieder entspannen konnte. Bei meiner »Party« wurden meine Erwartungen ebenfalls nicht erfüllt, doch meine Einstellung zur Situation änderte sich durch die Reaktion meines Freundes. Er zeigte mir einen anderen Weg. Er sprach mit mir in aller Ruhe über die nicht gekommenen Gäste.

Gemeinsam deckten wir den Tisch um, sodass es für zwei Personen gemütlich wurde. Wir hörten leise Musik zum Essen und erzählten von unseren vergangenen Reisen nach Südamerika. Über unseren Erzählungen und dem guten Essen vergaßen wir die anderen, die nicht gekommen waren. Wir lachten viel und fühlten uns nach diesem Abend locker und frei.«

Jeder Weg beginnt mit dem ersten Schritt

Im Stimmungstief erleben Sie Ihren Körper meist weniger dynamisch als in einem ausgeglichenen Zustand. Ihre Bewegungsfähigkeit lässt nach. Ob Sie es wollen oder nicht: Ihre miese Stimmung schlägt sich in Körperhaltung und Mimik nieder. Eine gedrückte Stimmung macht Ihnen im wahrsten Sinne des Wortes das Leben schwer. Doch das müssen Sie nicht hinnehmen: Bewegung und Sport bieten vielfältige Chancen, Körper und Seele neue Vitalität zu geben. Im nächsten Abschnitt ab Seite 31 können Sie nachlesen, wie das zusammenhängt.

DAS GLÜCK »BEIM SCHOPF PACKEN«

Glücksforscher haben ermittelt, dass die tatsächlichen Lebensumstände oft erstaunlich wenig damit zu tun haben, als wie glücklich sich jemand einstuft. Auch Lena hat ihr »Talent zum Glücklichsein« genutzt und dem vermurksten Abend eine neue, positive Richtung gegeben.

Bevor Sie eines unserer im zweiten Kapitel vorgestellten Module (siehe ab Seite 54) für Ihre Bewegungs- und Freizeitplanung auswählen, können Sie sich schon etwas auf ein bewegteres Leben einstimmen. Denn Bewegung beginnt im Kopf!

Sie können bestimmen, wohin die Reise geht. Aber fangen Sie ruhig schon klein an: Gehen Sie mal einen Schritt schneller als sonst. Seien Sie offen für Neues und schmieden Sie Pläne.

> Gehen Sie an die Sonne, fahren Sie ans Meer, gehen Sie in den Bergen wandern. Genießen Sie tolle Landschaften und die Begegnung mit netten Menschen.
> Sammeln Sie neue Erfahrungen über sich selbst und Ihren Körper. Kaufen Sie sich neue Sportschuhe und schicke neue Sportkleidung. Melden Sie sich in einem Fitnessclub an.
> Gehen Sie spazieren. Nutzen Sie die Gelegenheit, mal wie ein Tourist zu bewundern, was Ihre Umgebung zu bieten hat.

Hilfe aus der Natur: Johanniskraut

Vielleicht brauchen Sie für die ersten Schritte auf Ihrem Weg einen zusätzlichen besonderen »Kick«. Die Wirkstoffe von Johanniskraut (Hypericum perforatum L.) gehören zu den am besten erforschten Substanzen aus dem Bereich der Phytotherapie (Pflanzenheilkunde). In den letzten 20 Jahren befassten sich Psychiater, Neurologen und Pharmakologen intensiv mit dem Extrakt aus der leuchtend gelb blühenden Pflanze. Zahlreiche Studien zeigen positive Ergebnisse, wobei bis heute noch nicht abschließend geklärt ist, welcher der Inhaltsstoffe für die stimmungsaufhellende Wirkung verantwortlich ist.

Die biochemische Grundlage für depressive Störungen wird in einer Verminderung der Neurotransmitter Serotonin, Noradrenalin und Dopamin sowie einem Mangel an bestimmten Endorphinen gesehen (siehe auch Seite 13 und 42). Johanniskrautpräparate wirken auf diese Botenstoffe positiv ein – ähnlich wie konventionelle Antidepressiva. Johanniskraut ist aber viel besser verträglich als diese. Dass Johanniskrautpräparate bei leichten und mittelschweren depressiven Verstimmungen helfen können, ist belegt.

GU-ERFOLGSTIPP

Was dem Körper etwas bringen soll, muss erst im Kopf passieren. Gelegentliches Auspowern bringt wenig. Planen Sie Bewegung als festen Bestandteil Ihres Alltags ein. Dabei können Sie immer die Intensität der Belastung dosieren – je nachdem, wie viel Antriebskraft Sie gerade haben. So wird Ihnen die Bewegung nach und nach zum Grundbedürfnis, ebenso wie Essen oder Schlafen. Körper und Seele profitieren nachhaltig davon.

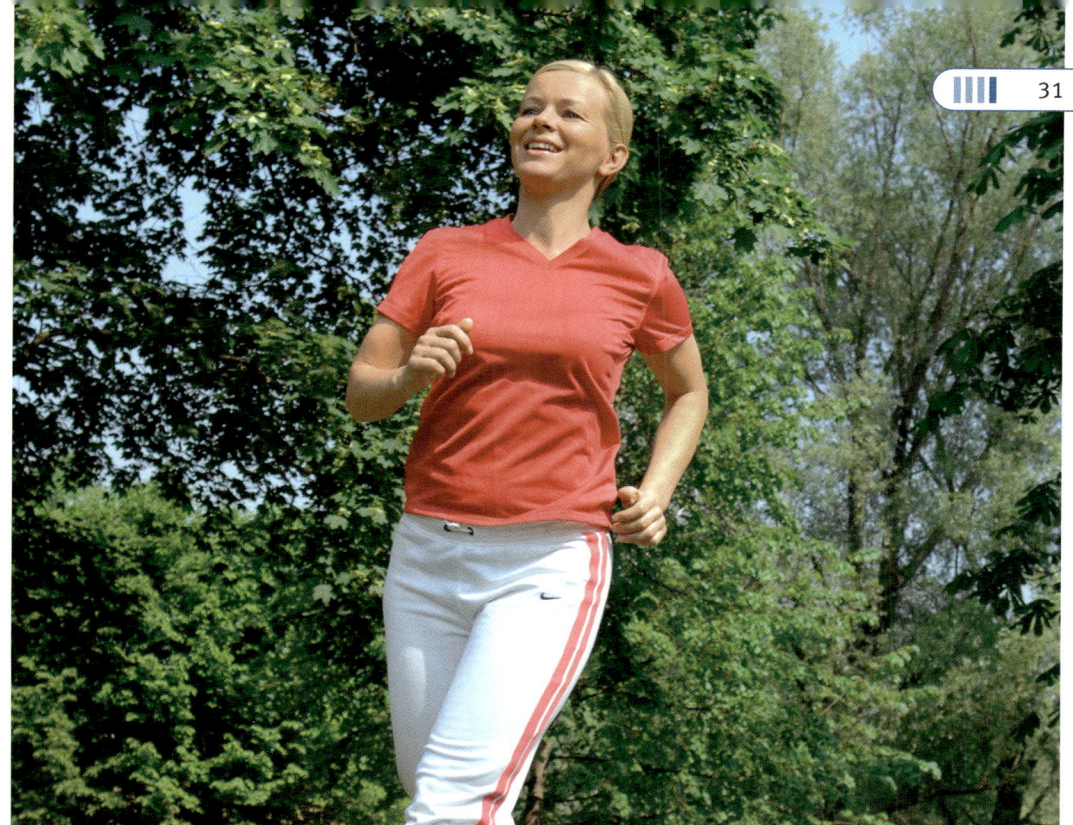

Heilsame Bewegung

Jeder weiß, dass Bewegung gesund ist. Sie bringt den Körper in Schwung und kräftigt ihn. Der Stoffwechsel und alle Organsysteme sowie unser Gehirn werden angeregt. Unsere Seele dankt es uns, und wir fühlen uns wohl. Bewegung ist ein gutes Beispiel dafür, wie Körper und Seele sich ergänzen und zusammen schwingen. Und das Schöne ist: Wir können uns mit Bewegung aus eigener Kraft jederzeit in diesen Zustand körperlichen und seelischen Wohlbefindens versetzen.

Gesundheit ansteuern

»Ich bin handlungsfähig und kann mein Leben aktiv beeinflussen«
– mit dieser Grundhaltung entwickeln Sie ein gesundes Selbstwertgefühl und Selbstvertrauen und finden leichter zu einer er-
füllenden Lebensweise und zum Gefühl von Identität. Laut Duden
ist Identität die »als Selbst erlebte innere Einheit der Person«.
Harmonische Körperbewegungen führen zu innerer Gelöstheit
und gleichzeitig zu Stabilität. Dieser Zustand des In-sich-Ruhens
ist eine gesunde Balance von Aktivität und Anspannung und steht
im Gegensatz zur »eingefrorenen Spannung« (siehe Seite 10).

Dem Verschleiß vorbeugen

Bewegung beugt der gefürchteten Osteoporose (Knochenbrüchig-
keit) vor. Je mehr Sie sich in jungen Jahren bewegen, desto stabi-
ler werden Ihre Knochen im Alter sein. Durch die erhöhte Hormonausschüttung und allgemeine Kräftigung lindert Bewegung
auch bereits vorhandene Beschwerden, etwa Rückenschmerzen.

Power fürs Immunsystem

Eine Kombination aus Bewegung, Licht und Sauerstoff unter-
stützt das Immunsystem, hilft also dabei, den Körper im Kampf

**BEWEGUNG
AUF REZEPT?**
Zurzeit bemüht sich die
Wissenschaft um den Be-
weis, dass Bewegung als
Psychotherapiemethode
eingesetzt werden kann.
Bewegung gibt Hoffnung
auch bei sehr schweren Depressionen. Sie lässt sich
außerdem unkonventionell
mit anderen Psychothera-
piemethoden kombinieren.

WAS BEWEGUNG IHNEN BRINGT

Durch Bewegung können Sie Körper, Geist und Seele (wieder) in Einklang bringen. Das wirkt sich auch positiv auf Ihr soziales Umfeld aus.
> Sie kommen wieder in Gang, Blockaden lösen sich.
> Sie spüren wieder Boden unter Ihren Füßen, richten Ihren Körper auf.
> Sie atmen ruhiger und rhythmischer.
> Sie schärfen Ihre Sinne und kurbeln Ihre Kreativität und Intelligenz an. Die gesteiger-

te Durchblutung des Gehirns lässt Denkvor-
gänge schneller und sicherer ablaufen.
> Sie erleben eine erfülltere Sexualität.
> Ihr äußeres Erscheinungsbild wirkt gepfleg-
ter und attraktiver. Sie sind vitaler und ener-
giegeladener.
> Sie bauen Stress ab.
> Sie erlangen tiefere Einsichten in Ihre Hand-
lungsweisen und lernen sich selbst noch besser kennen.

gegen Viren und Bakterien zu stärken. Die verbesserte Durchblutung lässt die Körperzellen besser arbeiten. Die lichtabhängige Produktion des fürs Immunsystem so wichtigen Vitamin D läuft auch bei wenig Tageslicht. Das ist sehr wichtig, denn bei Dauerstress und schlechter Stimmung ist unser Immunsystem stark gefordert.

Keine Chance für Stress und Langeweile

Die meisten Menschen verlieren durch langes Sitzen an ihrem Arbeitsplatz das Gefühl für den Rhythmus ihres Körpers. So haben sie dem täglichen Stress immer weniger entgegenzusetzen. Das Ergebnis langer Stressphasen ohne angemessenen Ausgleich hat einen Namen: Burnout – ein Zustand von chronischer Erschöpfung, Gleichgültigkeit und Rückzug nach innen.

Bleiben Sie locker!

Auch zu hohe Leistungsansprüche beim Sport bedeuten Stress für Körper und Seele, und auch sie können zum Burnout führen. Damit es gar nicht erst dazu kommt, sollten Sie sich eine Sportart aussuchen, die wirklich zu Ihnen passt, die Ihnen langfristig Freude macht und die Sie als angenehm empfinden. Der Spaß an der Bewegung steht dabei immer im Vordergrund! Auf diese Weise können Sie allmählich wieder ein positives Verhältnis zu Ihrem Körper aufbauen. Die Leistungssteigerung kommt von selbst!

Mal was Neues

Immer gleiche Verhaltensmuster und Verrichtungen bedeuten Langeweile – und Langeweile bedeutet Stress. Mithilfe von Bewegung können Sie sich ganz nebenbei von Ihren ausgetretenen Pfaden lösen: Wenn Sie sonst immer einen bestimmten Weg zum Supermarkt nehmen, wählen Sie doch einmal eine andere Strecke. Gleiches gilt für den Spaziergang: Laufen Sie bewusst einmal anders – und wenn Sie Ihre gewohnte Runde einfach nur andersherum drehen. Sie werden staunen, was Sie da alles an neuen Kleinigkeiten entdecken. Neue Wege zu beschreiten ist erfrischend, kann unsere Kreativität fördern und uns neue Sichtweisen eröffnen. Und sie bietet die Chance für neue menschliche Kontakte.

WAS IST STRESS?

In grauer Vorzeit war die Hormonausschüttung in Stresssituationen lebenswichtig: Sie löste etwa bei Gefahr einen Fluchtreflex aus. Mit der Bewegung wurden die »Stresshormone« dann wieder abgebaut. Diese Stressreaktion ist uns geblieben, das Weglaufen eher nicht. Mit regelmäßiger Bewegung bringen Sie Ihren Hormonspiegel wieder ins Gleichgewicht!

»Bewegung schiebt an«

Interview mit Dr. Silke Brand, Diplompsychologin, Psychologische Psychotherapeutin, Verhaltenstherapie, Paarberaterin und Coach, Mitglied im Expertennetzwerk »Kompetenznetz Depression«

Wie im Interview mit Prof. Benkert (siehe Seite 20) geht es hier wieder um die »echte« Depression. Die Ratschläge der Expertin gelten aber ebenso für Stimmungsschwankungen und Verstimmtheit.

NEUER ANTRIEB
Den Beginn eines Bewegungsprogramms individuell passend zu gestalten ist entscheidend für den Erfolg.

Sie haben langjährige Erfahrung im Umgang mit depressiven Patienten. Wie denken Sie über das Thema Depression und Bewegung?

Dr. Silke Brand: Zentrale Bestandteile in der Behandlung depressiver Patienten sind die Tagesstrukturierung und der Aufbau positiver Aktivitäten. Von Depressionen geplagte Menschen fühlen sich meist antriebslos, möchten sich die Decke über den Kopf ziehen und den ganzen Tag im Bett oder auf der Couch verbringen. Um diese Menschen zunächst einmal »anzuschieben«, werden in der Therapie mit Hilfe eines Tages- und Wochenplans Aktivitäten fest eingeplant, sodass die Überwindung, aus der Passivität herauszukommen, leichter fällt. Dabei ist es wichtig, dass diese Aktivitäten eher angenehm als unangenehm für den Betreffenden sind. Auch Bewegung kann von den Patienten als positive Aktivität eingeplant werden. Vorteil: Für eine Jogging-Runde oder einen Spaziergang benötigt man keinen großen Organisationsaufwand. Häufig werden diese Aktivitäten zwar zunächst als »von außen aufgezwängt« empfunden, nach der ersten Überwindung überwiegt jedoch der Stolz auf das Erreichte beziehungsweise der Spaß an der Sache. Häufig ist die Antriebslosigkeit morgens am schlimmsten – das ist das sogenannte Morgentief. Wenn es gelingt, morgens gezielt Bewegung einzuplanen, ist dies als aktiver Start in den Tag für depressive Menschen besonders hilfreich.

Worin sehen Sie bei »positiven Aktivitäten« den Unterschied zwischen dem Kinobesuch, dem gemütlichen Vollbad, dem Shoppen auf der einen und Sport und Bewegung auf der anderen Seite?

Der wesentliche Unterschied ist, dass durch die Bewegung der Kreislauf sowie die Produktion derjenigen Hormone angekurbelt wird, die für eine positive Stimmung mitverantwortlich sind: Serotonin und Endorphine. Um zusätzlich das Selbstbewusstsein zu steigern, ist es sinnvoll, den Betroffenen gezielt Erfolgserlebnisse zu verschaffen. Durch eine individuell passende Sportart, die dem Betreffenden sympathisch ist, sowie eine schrittweise und realistische Zielsetzung (also ein eher niedriges beziehungsweise nur langsam wachsendes Anspruchsniveau) können immer wieder kleine Fortschritte erzielt werden. So kommt es zu einer positiven Rückkopplung auf das Selbstbewusstsein.

In diesem Kontext wird gern auf den positiven sozialen Effekt gemeinsamer Bewegungsaktivitäten hingewiesen. Sehen Sie das auch so?

Absolut. Depressive Menschen ziehen sich häufig von ihrer Umwelt zurück und kommen vielleicht sogar »aus der Übung«, mit anderen Menschen umzugehen. Gemeinsames Laufen oder eine Mannschaftssportart kann ein Anlass sein, andere Menschen zu treffen. Dabei helfen der feste Rahmen und das feste Programm, soziale

GENUSS-SPORTLER
Bewegung fällt umso leichter und ist umso wirkungsvoller, je mehr Spaß sie macht.

Unsicherheiten zu überwinden – man muss nicht unbedingt reden, sondern man ist gemeinsam aktiv. Hemmschwellen abzubauen gelingt auch sehr gut mit der Hilfe eines Personal Trainers. Er schenkt wohltuende Aufmerksamkeit und bietet eine individuelle Betreuung hinsichtlich des individuellen Leistungsniveaus.

Welchen Stellenwert haben Bewegungsprogramme in der Behandlung depressiver Patienten? Wie setzt man sie am sinnvollsten ein?

Dass sich Bewegung positiv auf die Stimmung auswirkt, ist seit langem bekannt. In den Kliniken gehören zum Standardprogramm meistens auch Physiotherapie und Sport. Oft haben die Patienten Zugang zu Ergometern oder zum Schwimmbad. Leider noch viel zu häufig laufen diese Anwendungen, die den Patienten oft sehr gut tun, eher »nebenbei«. Im Vordergrund stehen die stärker »verkopften« ärztlichen und psychologischen Behandlungen. Meiner Ansicht nach könnte man diese verschiedenen Therapiebausteine noch besser koordinieren, den Sport gezielter einplanen, die Sportarten individueller auswählen beziehungsweise den Patienten individuellere Motivation zur Bewegung anbieten. In meiner ambulanten Praxis frage ich zu Beginn der Therapie sowie im Verlauf immer wieder nach den »Säulen der seelischen Gesundheit«: Ernährung, Bewegung, Soziales Netzwerk, Familie und Job. Finden wir in dem einen oder anderen Bereich aktuelle Lücken, so wird die »Reparatur« dieser Säulen zum wichtigen Therapieziel deklariert.

Sind Sie der Meinung, dass Bewegung grundsätzlich bei jeder depressiven Störung empfohlen werden sollte?

Bei Menschen, die dazu neigen, sich zu verausgaben, und die sich im Alltag ausgebrannt fühlen, geht es nicht darum, noch eine Aktivität hinzuzufügen, die der Betroffene dann »abhaken« kann, sondern durch Sport und Bewegung Stress und Verspannungen abzubauen. Um in all der Hektik wieder zu sich selbst zu kommen und im Hier und Jetzt zu leben, bieten sich Sportarten mit meditativen Elementen an, etwa Yoga oder Qi Gong. Insgesamt bin ich der Meinung, dass Sport und regelmäßige Bewegung für jeden Menschen sehr wichtig sind. Eine gute Balance und das Wohlbefinden von Körper und Seele helfen Depressionen und anderen Krankheiten vorzubeugen.

Von Entspannung, Flow und Glücksrausch

Jede Bewegung oder Sportart kann unterschiedliche Stimmungen auslösen. Jeder Mensch erlebt Bewegung anders. Manche fühlen sich einfach nur locker und entspannt, andere geraten in das selige Gefühl des »Flow«. Und wieder andere drehen richtig auf ...

Ganz entspannt: Bloß kein Freizeitstress!

Suchen Sie sich zunächst eine leichte Bewegungsform aus. So setzen Sie sich nicht unter Druck, eine schwierige Technik erlernen zu müssen oder schnell einen gewissen Fitnesslevel zu erreichen. Wenn Sie es langsam angehen lassen, werden Sie vielleicht nicht gleich auf »Wolke sieben« schweben wie beim »Flow«, aber Sie empfinden die Bewegung als rundum wohltuend.

Ganz im Hier und Jetzt: Flow-Erlebnisse

»Flow« bezeichnet den Zustand des Aufgehens in einer Tätigkeit – ob beim Sport, im Beruf, beim Spielen eines Musikinstrumentes, beim Sex ... Wir handeln genau in der Mitte zwischen Über- und Unterforderung, erleben ein Gefühl der Zeitlosigkeit, vergessen unsere Alltagssorgen, lösen uns von kreisenden Gedanken, sind hellwach und hochkonzentriert. Wir fühlen uns in Harmonie mit uns und unserer Umgebung. Ein erfrischender Zustand, der Ihnen wirkungsvoll aus dem Stimmungstief helfen kann. Die Hingabe an Ihre Bewegungsabläufe hinterlässt ein Gefühl von Ruhe und Entspanntheit. Einen Buchtipp finden Sie auf Seite 121.

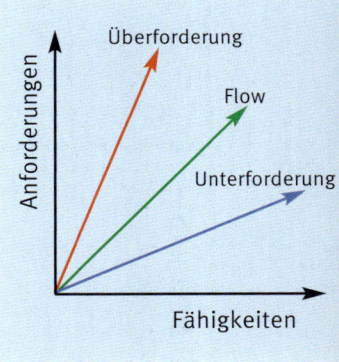

»Flow« ist die goldene Mitte zwischen Über- und Unterforderung.

Ganz schön fordernd: Glücksrausch der Endorphine

Wer intensiv Sport treibt, kennt einen Effekt, der von Sportlern »Runner's High« oder »zweite Luft« genannt wird. Wenn der Körper kurz vor der Erschöpfung ist, werden vermehrt Endorphine ausgeschüttet, die eine opiatähnliche Wirkung haben. Sie blasen Schmerzen weg und geben scheinbar frische Kraft. Der »Kick« kann allerdings süchtig machen: Der Körper gewöhnt sich mit der Zeit an sein selbst gemachtes Doping und verlangt nach immer neuen intensiven Belastungen, bis zur völligen, ungesunden Erschöpfung. Deshalb sollten Sie das richtige Maß finden.

Drei Erlebnisberichte von Läufern

>> **Zweimal die Woche** gehe ich gerne laufen, weil ich den ganzen Tag über vor dem Computer sitze. Früher hatte ich nie Lust dazu, weil ich keine Ausdauer hatte und eher erschöpft als entspannt vom Laufen zurückkam. Ein Arbeitskollege hat mir dann irgendwann erklärt, dass ich mit Gefühl laufen soll. Mit diesem Gedanken im Kopf versuchte ich es noch »ein letztes Mal« … Dabei machte ich eine ganz neue Erfahrung: dass Laufen richtig Freude machen kann.

Schon den ganzen Tag freue ich mich jetzt auf die frische Luft im Wald, die zwitschernden Vögel in den Bäumen … Zu Hause angekommen, ziehe ich mir in aller Ruhe meine Laufsachen an, trinke genüsslich und langsam ein Glas Wasser und stimme mich auf meine Laufstrecke ein.

Wenn ich aus dem Haus trete, ist das ein sehr schöner Moment für mich. Ich genieße meine freie Zeit und weiß, dass ich etwas Gutes für meinen Körper tue. Ich dehne vor der Tür die Beine auf dem Geländer, um die Muskeln auf die Aktivität vorzubereiten. Dadurch habe ich das Gefühl, dass ich leichter und geschmeidiger laufe. Langsam setze ich mich in Bewegung und spüre, wie mein Rücken und meine Schultern sich von allem Druck befreien. Ich nehme wahr, wie die Luft in meine Lungen strömt und wie sich langsam ein warmes, wohliges Gefühl in meinem Körper ausbreitet.

Ich laufe meine konstante Geschwindigkeit weiter. Auf meine Pulsuhr schaue ich kaum, da ich ohnehin immer ganz gemächlich laufe. Mein Herz schlägt gleichmäßig, der Atem fließt frei, ohne dass ich ihn selbst bewusst höre. Meine Beine bewegen sich wie von selbst. Ich freue mich über dieses intensive Körpergefühl und spüre, wie sich mein Körper mit Energie auflädt. Dann möchte ich manchmal bis ans Ende der Welt laufen. Die Zeit vergeht schnell, und nach etwa einer Stunde bin ich wieder

VORFREUDE
Wie wäre es, wenn Sie sich den ganzen Tag lang auf etwas freuen könnten? Mit Bewegung sorgen Sie selbst für Genuss-Momente.

zu Hause. Ich lasse alles Revue passieren und dehne meine etwas müden Beine erneut. Ich fühle mich wie neu geboren und bin total entspannt.«

» **Ich litt schon seit mehreren Monaten** unter ständigen Stimmungsschwankungen. Da riet mir ein Freund dazu, es doch einmal mit Laufen zu versuchen. Weil alles andere mir nicht oder kaum geholfen hatte, probierte ich es einfach aus.
Von Anfang an hatte ich ein Gefühl der Freiheit, sobald ich auf dem Waldweg loslief. Der undefinierbare Druck in meiner Brust löste sich, und ich fühlte meinen Atem stärker als sonst. Meine negativen Gedanken, meine Verspannungsschmerzen und die permanente Erschöpfung reduzierten sich automatisch oder verschwanden ganz. Meine Bewegungen wurden mit der Zeit immer harmonischer, und ich fühlte mich von Mal zu Mal immer wohler.
Es kam dann vor, dass ich alles um mich herum vergaß. Ich befand mich in einem hellwachen Glückszustand, und nichts konnte mir etwas anhaben. Ich fühlte mich stark und voller Wohlbehagen. Durch meine positiven Erfahrungen mit diesem fließenden Gefühl während des Laufens habe ich meine Stimmungsschwankungen in den Griff bekommen.«

» **Seit meiner Kindheit** war ich im Sportverein. Während der Ausbildung trieb ich dann aus Zeitgründen allein Sport. Ich ging regelmäßig laufen. Ich hatte gelernt, immer mein Bestes zu geben – und ich suchte den Kick. Wenn ich von der Arbeit kam, pfefferte ich die Tasche in die Ecke, zog mich um, schnappte mir den Schlüssel und rannte los. Vor lauter Begeisterung vergaß ich oft, die Schuhe zuzubinden! Etwas trieb mich immer, meine Grenzen auszutesten. Oft war ich am Rande der Erschöpfung – und bekam plötzlich einen unglaublichen Energieschub. Ich hatte das fast ekstatische Gefühl, ewig weiterlaufen zu können. Als ich zu Hause ankam, war ich nassgeschwitzt und außer Atem. Aber dieses herrliche wohlig-warme Gefühl, wenn ich geduscht auf der Couch saß und die Tagesschau ansah! Nach ein paar Wochen habe ich mich aber total erschöpft gefühlt, meine Leistungsfähigkeit ließ nach, und ich war lange Zeit richtig schlecht drauf. Heute weiß ich, dass ich mich damals total überanstrengt habe, immer neue »Kicks« brauchte. Das gönne ich mir jetzt nur noch ab und zu, wenn mich mal der Hafer sticht. Ich muss ja nicht immer der Beste und Schnellste sein! Meist laufe ich schön gleichmäßig mit mittlerer Belastung – auch das macht Glücksgefühle, habe ich festgestellt.«

Die richtige Wahl treffen

Welche Erfahrungen haben Sie bisher mit Bewegung und sportlicher Betätigung gemacht? Vielleicht denken Sie an den quälenden Sportunterricht oder das harte Gruppentraining im Verein? Vergessen Sie all das, und suchen Sie sich etwas, woran Sie wirklich Freude haben: Tanzen, Schwimmen, Laufen, Wandern, Rad fahren ... Nur wenn Sie Spaß an der Bewegung haben, bekommen Sie Lust auf mehr. So haben Sie die Möglichkeit, weiterer Stimmungsschwankungen aktiv vorzubeugen. Ergreifen Sie diese Chance, Ihr Leben so zu gestalten, dass Sie schwierige Situationen und Stressphasen leichter bewältigen können. Glauben Sie ab heute daran, dass Ihr Leben sich zum Positiven verändern wird!

Einfach währt am längsten

Wenn Sie sich mehr bewegen wollen, um Ihren Stimmungsschwankungen etwas entgegenzusetzen, wählen Sie zumindest für den Beginn eine Sportart mit einem einfachen Bewegungsablauf. Empfehlenswert sind besonders Laufen, Spazierengehen, Nordic Walking und Walking, eventuell auch Radfahren. Die Bewegungsmuster sind bereits in Ihrer alltäglichen Fortbewegung enthalten, sodass Ihnen das Erlernen einer sauberen Technik leicht fallen wird. Zudem sind diese Sportarten (einschließlich gemäßigten Radfahrens) wenig verletzungsträchtig und daher auch für Untrainierte zu empfehlen.

TIPP

Sie können verschiedene Bewegungsformen und Sportarten miteinander kombinieren. Das verstärkt die Wirkung. Gute Kombinationen sind zum Beispiel Laufen und Yoga, Walking und anschließend leichtes Krafttraining, Nordic Walking und Stretching

KLEINER BEWEGUNGS-CHECK

Wenn Sie Bewegungsformen oder Sportarten austesten, machen Sie anschließend den folgenden Check. Für Ihre gewählte Sportart sollten so viele der folgenden Aussagen wie möglich zutreffen:

> Ich fühle mich lebendiger und frischer.
> Ich habe das Gefühl, etwas für meine Gesundheit getan zu haben.

> Mein Selbstwertgefühl ist gestiegen.
> Meine Körperhaltung ist aufrechter.
> Es hat meinem inneren Gleichgewicht gut getan.
> Ich fühle mich attraktiver als vorher.
> Wenn ich mit einem Freund oder mit einem Bekannten zusammen aktiv bin, tut mir die Gesellschaft gut.

Stimmmungsaufhellende Sportarten

Die Tabelle zeigt Bewegungsformen und populäre (Ausdauer-)Sportarten, die wir aus dem Blickwinkel dieses Buches empfehlen. Für den Anfang sollten Sie eher eine einfach zu er-lernende Sportart auswählen. Steigern können Sie sich immer noch. Und: Je fitter Sie sich mit einer einfacheren Sportart machen, umso leichter erlernen Sie später eine anspruchs-vollere Technik und desto größer ist deren Nutzen für Ihre körperliche Gesundheit.

Sportart/Bewe-gungsform	Leicht zu erler-nende Technik?	Positive Beurtei-lung aus medizi-nischer Sicht?	Erforderliche Anschaffungen
Laufen	***	*****	Laufschuhe, Laufkleidung
Walking	****	****	Lauf- oder Walkingschuhe, Laufkleidung
Nordic Walking	***	****	Walkingschuhe, Stöcke
Wandern	****	**	gutes Schuhwerk
Radfahren	*****	*****	gutes Fahrrad, evtl. Helm
Ergometer-Training	*****	*****	Ergometer oder Gebühren fürs Studio
Gymnastik	***	**	evtl. Kleidung
Stretching	****	**	evtl. Kleidung
Yoga	***	**	Matte, evtl. Kleidung, für Anfänger plus Kurs
Pilates	*	**	Matte, evtl. Kleidung, für Anfänger plus Kurs
Sanftes Krafttraining	**	****	evtl. Gewichte, Studiogebühren
Tanzen	**	**	geeignete Schuhe, evtl. plus Kurs
Rudern	*	*	eigenes Boot/Bootsmiete/Vereinsbeitrag
Aquajogging	****	**	Schwimmbadeintritt, Gurt, evtl. plus Kurs
Schwimmen	**	**	Schwimmkleidung
Skilanglauf	*	**	Skiausrüstung
Spazierengehen	*****	*****	gutes Schuhwerk

Legende: * eher unzutreffend ** trifft bedingt zu (Ihr Fitnessstand, gute Anleitung und richtige Technik sind hier ausschlaggebend) *** trifft in etwa zu **** trifft zu ***** trifft absolut zu

Gute Stimmung zum Essen

Ebenso sorgfältig wie Ihre Bewegungsform beziehungsweise Sportart sollten Sie Ihre Lebensmittel auswählen, um gute Laune zu tanken.

Die für unsere Stimmung so wichtigen Botenstoffe Serotonin und Noradrenalin, Endorphine und Dopamin kommen durch Sport »auf Trab«. Sie sind aber auch in verschiedenen Nahrungsmitteln enthalten.

Wählen Sie bei Ihrem nächsten Einkauf bewusst Produkte für eine gesunde Ernährung von Körper und Seele aus. Je frischer und je weniger verarbeitet die Lebensmittel sind, umso besser.

BEWUSST GENIESSEN
Die wertvollen Botenstoffe in der Nahrung entfalten ihre Wirkung am besten, wenn Sie in Ruhe essen.

Serotonin fördert gute Laune, ermöglicht einen entspannten und tiefen Schlaf und regelt den Appetit. Es befindet sich vor allem in Vollkorn(produkten), allen Reissorten, Nudeln, Nüssen, Trockenfrüchten, in Milchprodukten, Meerestieren und in fettarmem Fleisch und Geflügel.

Noradrenalin wirkt entspannend, konzentrationsfördernd, aufbauend, und es steigert die Belastbarkeit. Es ist vor allem enthalten in Tomaten, Paprika, Nüssen, Milchprodukten, Meerestieren und Hülsenfrüchten.

Endorphine wirken positiv auf unser Immunsystem, sind schmerzlindernd und stabilisieren in Stresssituationen. Sie stecken besonders in kohlenhydratreichen Nahrungsmitteln wie Nudeln, Reis und Vollkornprodukten sowie in Honig, Trockenfrüchten und Schokolade. Die süßen Sachen sollten Sie aber nur gelegentlich als kleine Nascherei essen.

Dopamin steigert die Kreativität, motiviert und stabilisiert in Stresssituationen. Es findet sich vor allem in Milch(produkten) und Vollkornprodukten, in Nudeln, Reis, Fleisch, Fisch, in Käse und in Eiern.

Bevor Sie loslegen

Gerade bei starken Verstimmungen kann die Planung und Ausführung der einfachsten Alltagsaktivitäten zu einem großen Problem werden. Was früher ohne nachzudenken gelang, wird im Stimmungstief zur scheinbar unüberwindlichen Hürde. Hier lesen Sie, wie Sie einen gekonnten Start in ein bewegteres Leben hinlegen.

Alltagshürden abbauen, Freiräume finden

Damit Sie die im zweiten und dritten Kapitel vorgestellten Bewegungsideen in Ihren Tagesablauf integrieren können, sollten Sie sich einen persönlichen Aktivitätenplan anlegen: Tragen Sie zunächst einmal Ihre feststehenden Verpflichtungen und Termine ein. Dann sehen Sie schnell, wo die Lücken sind, welche Sie für Ihr Bewegungsprogramm nutzen können.

Ihr Aktivitätenplan

Notieren Sie zuerst alle regelmäßigen Ereignisse wie Frühstück, Arbeitsbeginn, Mittagspause, Feierabend, Abendessen … Dann kommt die Kür: Schreiben Sie auf, welche angenehmen Aktivitäten einen Platz in Ihrer Planung haben sollen. Seien Sie konkret: »Mit Susanne telefonieren«, »Lieblingsfilm ausleihen«, »Die große Runde durch den Stadtwald laufen«, »Mal wieder genüsslich baden mit allem Drum und Dran« … Überlegen Sie genau, welchen Lebensbereichen Sie Zeit widmen möchten: Haben Sie vielleicht ein lange vernachlässigtes Hobby? Oder eine große Sammlung von Sämereien und Blumenzwiebeln für den Garten? Würde Ihr Hund vielleicht gern ein paar neue Tricks lernen? Möchten Sie sich in der Gemeinde engagieren, etwa bei Basaren, in der Bibliothek, im Kinderheim? Halten Sie sich aber auch Zeiten fürs Nichtstun frei.

Im zweiten Kapitel finden Sie ab Seite 60 Musterpläne für eine abwechslungsreiche Tages- und Wochengestaltung. In diese Pläne haben wir auch die Bewegungsvorschläge aus diesem Buch integriert. Sie können die Tabellen nach Ihren Wünschen ergänzen oder umgestalten.

WICHTIG
Planen Sie Ihren Tag so, dass er Sie im richtigen Maße fordert – dann stellen sich auch Erfolgserlebnisse ein. Räumen Sie täglich auch Pufferzeiten für Unvorhergesehenes ein.

POSITIV DENKEN

Menschen in Stimmungstiefs erhalten oft den gut gemeinten Ratschlag, doch positiver zu denken. Aber wie geht das? Es ist ein Lernprozess. Ziel ist nicht, negative Sachverhalte ins Positive umzupolen, sondern den Realitätsgehalt negativer Deutungen zu betrachten und sie durch optimistisches Denken zu ersetzen.
Dabei helfen persönliche »Mantras« wie:

> Ich schaffe das (jetzt).
> Ich brauche das nicht perfekt zu machen.
> Ich entspanne mich und erlaube mir, Mensch zu sein.
> Ich habe die freie Wahl.
> Ich kann mich so entscheiden, wie es mir richtig erscheint.
> Es ist egal, was andere denken.
> Ich konzentriere mich auf das, was ich zu tun habe.

Motivation ist alles

Wenn Sie aus Ihrem Tief herauswollen, brauchen Sie etwas Motivation – zumindest genug, um überhaupt erst einmal anzufangen. Wenn Sie den ersten Schritt getan haben, fallen Ihnen die weiteren viel leichter. Sie werden spüren, wie gut Ihnen die Bewegung tut, und das motiviert Sie natürlich weiterzumachen.

Vielleicht hat Ihnen Ihr Hausarzt schon zu mehr Bewegung geraten. Wahrscheinlich mit wenig Erfolg: Eine wissenschaftliche Studie aus Deutschland belegt, dass die wenigsten Patienten diesem Hinweis folgen, weil sie nicht wissen, wie. Natürlich gibt es noch weitere Gründe, die den Einstieg erschweren: Viele Menschen sind genervt von den sinnentleerten Slogans über Körper und Sport. Die Medien vermitteln uns, dass man einen perfekten Körper haben muss. Das erzeugt Druck, und daraus resultiert zuerst einmal Ablehnung. Oft werden Fitness und Sport mit Leistung und Rekorden verknüpft und erscheinen deshalb als nicht alltagskompatibel. Folgende Überlegungen können motivieren:

> Machen Sie sich Ihre persönlichen Beweggründe klar. Warum wollen Sie sich mehr bewegen? Stellen Sie sich folgende Fragen:

TIPP
Ein qualifizierter Personal Fitness Trainer kann Sie wirkungsvoll unterstützen. Hin und wieder ein kleiner Schubs vom Profi ist überaus hilfreich. Adressen finden Sie zum Beispiel unter www.personalfitness.de

Wie möchte ich sein? Wie möchte ich mich fühlen? Wie möchte ich aussehen? Wenn Sie ein klares Motiv haben, können Sie leichter ein Ziel formulieren. Ruhig aufschreiben!

> Schon mit dem kleinsten Bewegungserfolg motivieren Sie sich weiterzumachen. Suchen Sie sich eine Sportart oder Bewegungsform, die Sie leicht bewältigen können, und beginnen Sie entsprechend Ihrer Fitness und Ihrem Terminkalender. Größere Ziele sollten in kleinere Etappen aufgeteilt werden. Nehmen Sie Ihre kleinen Erfolge bewusst wahr.

> Vergleichen Sie sich nicht mit anderen. Ihr Kriterium sollte allein Ihre individuelle Zufriedenheit mit dem Erreichten sein. Einziger Gradmesser ist Ihre verbesserte Stimmung.

Freuen Sie sich auf das, was vor Ihnen liegt

Sie kennen die beliebten Entschuldigungen: »Ich habe beruflich so viel am Hals« oder »Ich würde ja gern, nur fehlt mir die Zeit.« Alles Ausreden! Warum können Sie sich eigentlich nicht entschließen, einfach anzufangen? Schaffen Sie sich einen möglichst angenehmen Rahmen für Ihre Bewegung: Schicke Sportkleidung, eine schöne Route. Freuen Sie sich auf eine Belohnung nach dem Sport – etwa den »Tatort«, einen Kinobesuch oder ein duftendes heißes Bad. Sie werden diese nach einer Runde durch den Park doppelt so sehr genießen können wie sonst.

SCHRITT FÜR SCHRITT
Der Schriftsteller Mark Twain sagte: »Lebensgewohnheiten lassen sich nicht aus dem Fenster werfen. Sie müssen Stück für Stück die Treppe hinunter getragen werden.«

GU-ERFOLGSTIPP

Falls Sie überhaupt keine Kraft spüren, sich in Bewegung zu setzen, bitten Sie einen Freund oder eine Freundin, mit Ihnen einen Spaziergang zu machen. Sprechen Sie dabei über Ihre Gefühle und was Sie bedrückt. Hören Sie später zu Hause Ihre Lieblingsmusik – ganz bewusst. Werden Sie kreativ: Zeichnen oder musizieren Sie – ohne Leistungsanspruch. Gehen Sie am nächsten Morgen über den Markt, und nehmen Sie alle Farben und Düfte wahr ... Verschaffen Sie sich Anreize zum Riechen, Fühlen, Schmecken, Hören und Sehen. Versorgen Sie Ihre Sinne ausreichend mit Nahrung.

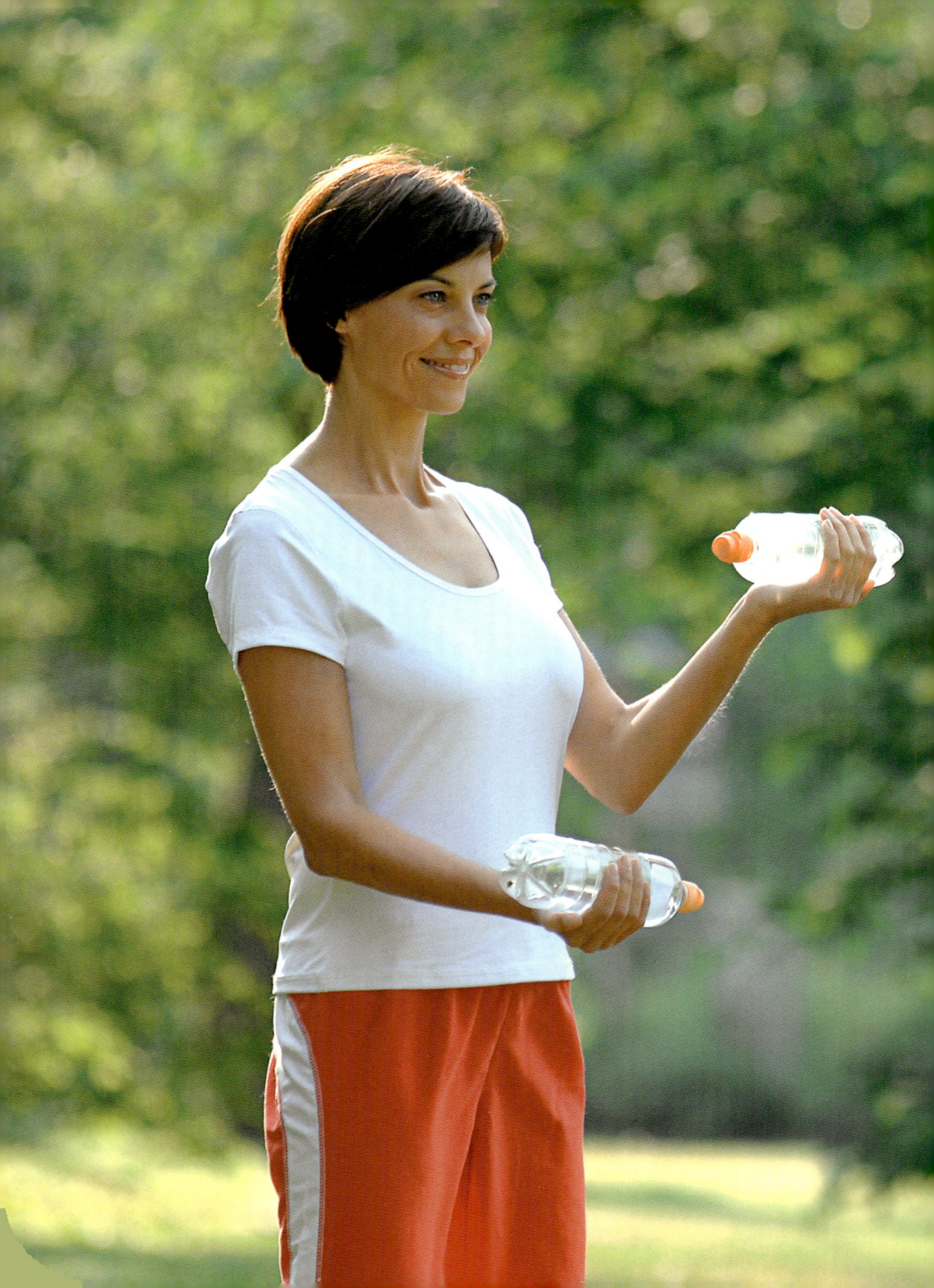

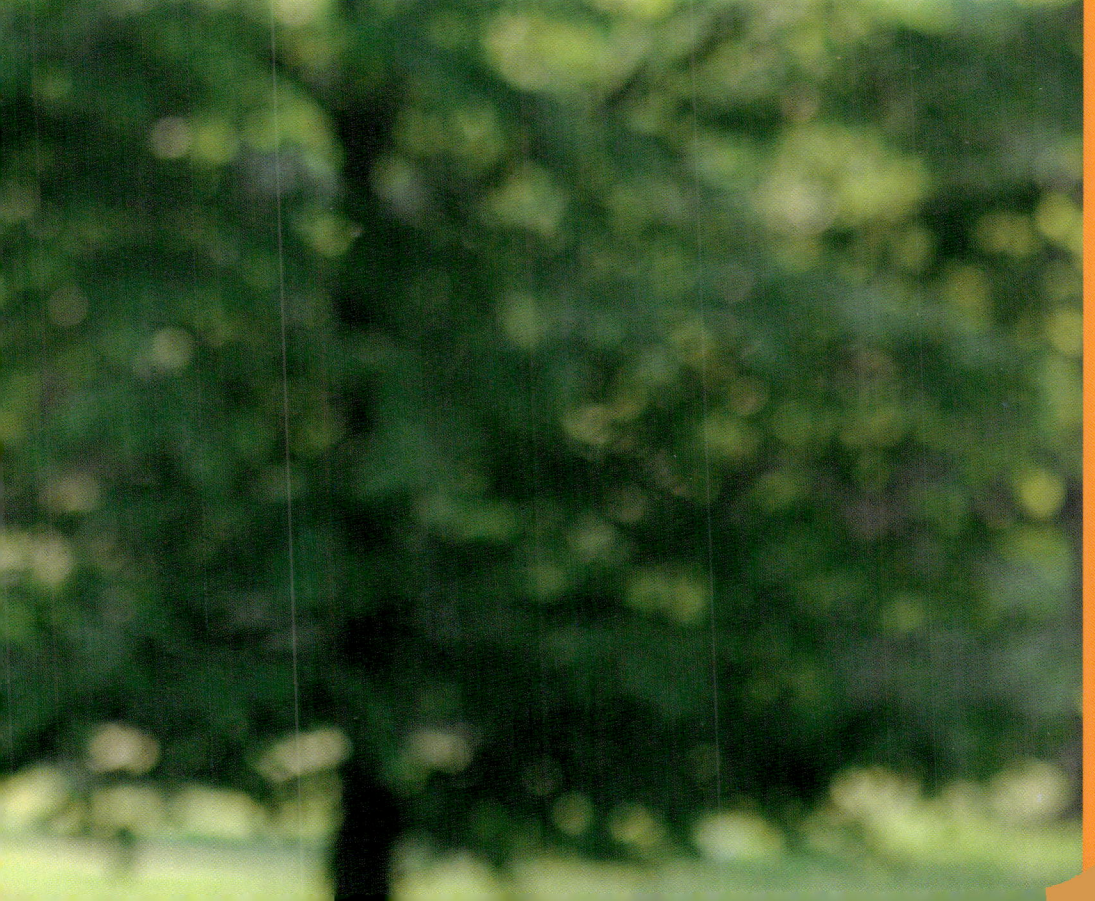

BEWEGUNG WIRKT WUNDER

Mit alltagstauglichen Bewegungsideen hellen Sie wirkungsvoll Ihre Stimmung auf. Lassen Sie sich von unseren Vorschlägen zu einem »bewegteren« Leben verführen!

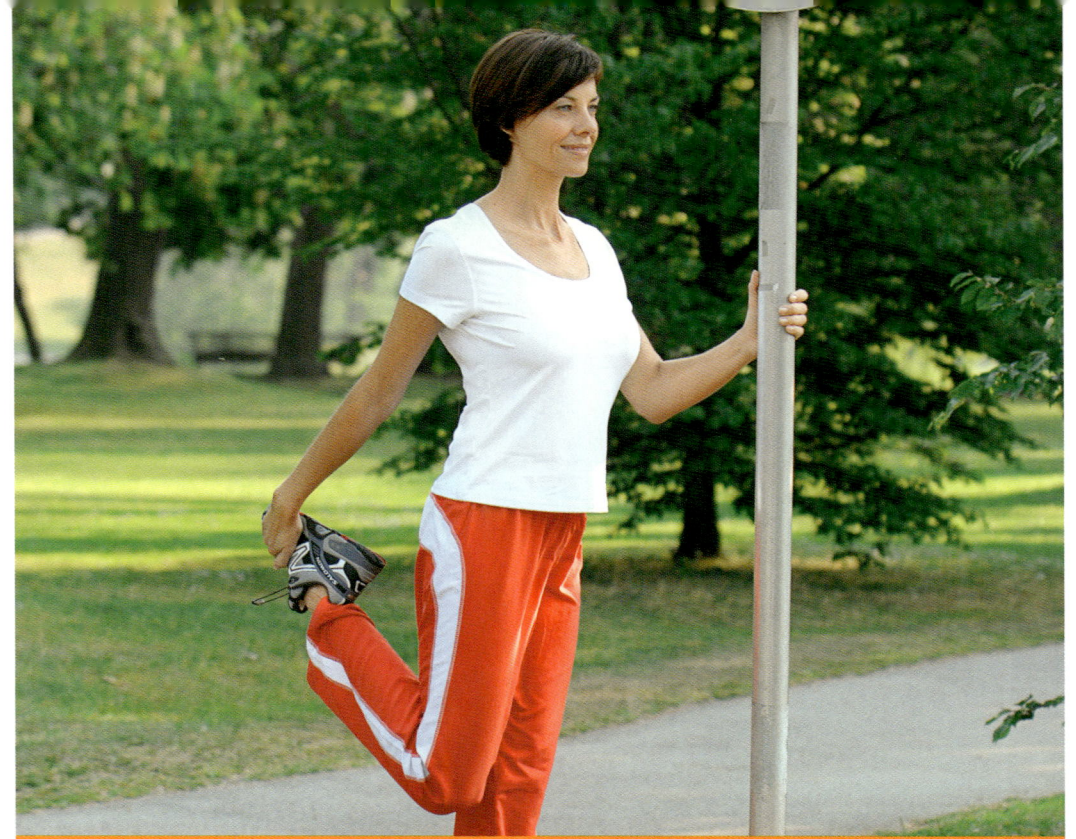

Ihre persönlichen Bewegungsräume

Bei Bewegung oder Sport denken Sie wahrscheinlich zuerst an Sporthalle oder Fitnessstudio, einen Kurs oder Verein, an Leistung und Schwitzen. Die Sporttasche packen und zu einem festen Termin gemeinsam mit hoch motivierten Leuten nach der Pfeife eines Trainers zu tanzen, das liegt Ihnen im Moment möglicherweise sehr fern. Es geht aber auch anders, denn Bewegung ist überall möglich. Unser gesamtes Alltagsumfeld steckt voller Bewegungsimpulse – nutzen Sie sie!

Wenn Sie draußen unterwegs sind, finden Sie sicher besonders viele Gelegenheiten für eine kleine Bewegungseinheit. Achten Sie mal darauf, zum Beispiel auf dem Weg zum Einkaufen. Da gibt es Treppen und Geländer, Grünanlagen und Parks, Spazierwege, Fußgängerampeln, Brücken ... lauter Orte, die Sie später in ein Bewegungsprogramm einbeziehen können.

Aber auch Ihre heimische Rückzugsoase – Ihre Wohnung oder Ihr Haus – bietet Raum für Bewegung und lässt sich im Handumdrehen in ein kleines privates »Studio« verwandeln. Da brauchen Sie nur ein wenig Platz für Ihre Yogamatte oder eine Decke, eine zum Garten geöffnete Haustür, Ihre Terrasse – und schon können Sie loslegen. Selbst auf dem Bett können Sie etwas für Ihre Muskeln, Ihre Fitness und Ihre Stimmung tun. Dazu können Sie Musik auflegen, die Sie lieben und die Ihren Energielevel zusätzlich hebt.

Haben Sie kleine Kinder? Wunderbar. Nutzen Sie deren Bewegungsdrang und machen Sie ein paar Übungen gemeinsam. Oder tanzen Sie mit ihnen, drinnen oder draußen. Die Kids werden begeistert sein, und Sie schlagen nicht nur zwei, sondern sogar drei Fliegen mit einer Klappe: Sie schenken Ihren Kindern Zeit und Zuwendung, bewegen sich dabei selbst – und wecken bei Ihren Kindern die Lust an Bewegung.

Es gibt jede Menge Gelegenheiten, sich zu bewegen und Ihre »Maschine« einen Gang höher zu schalten. Wer sich bewegt, der lebt!

WICHTIG
Hören Sie auf Ihre innere Stimme. Führen Sie Ihre Übungen dort aus, wo Sie sich gerade wohl fühlen. Sie allein bestimmen den Übungsort.

Kleiner Spaziergang von innen nach außen

Bevor wir genauer auf unsere Bewegungsvorschläge eingehen, möchten wir mit Ihnen einen kleinen Rundgang durch Ihr nächstes Umfeld machen. Spüren Sie mit uns alle möglichen Orte auf, an denen Sie aktiv werden können! Wenn Sie sich auf diese kleine Entdeckungsreise einlassen, haben Sie in Zukunft keine Ausrede mehr. Eigentlich würden Sie ja gerne, haben aber nun mal keine Gelegenheit oder keine Zeit? Gilt nicht: Ihr Umfeld bietet zahlreiche Möglichkeiten, sich mit Freude in Bewegung zu setzen. Die Anleitungen zu den in diesem Abschnitt vorgeschlagenen Übungen finden Sie im dritten Kapitel ab Seite 87.

Ihr privates Fitnessstudio: Haus oder Wohnung

Unser Spaziergang beginnt zu Hause. Sie werden in Ihren vier Wänden viele Möglichkeiten entdecken, die Sie für körperliche Aktivitäten nutzen können. Der große Vorteil: Hier ist niemand, der Sie beobachtet oder Ihre Leistung bewertet – wie etwa in einem Fitnessstudio. Sie können Ihr Programm also ganz zwanglos angehen. Im Fitnessstudio gibt es Geräte und Hilfsmittel, aber die haben Sie daheim auch, Sie brauchen nur etwas kreativ zu sein. So können Sie zum Beispiel die folgenden »haushaltsüblichen« Gerätschaften für Ihre Übungen zweckentfremden: Wasserflasche, Handtuch, Stuhl, Decke oder Kissen, einen Türrahmen oder eine Wand

Im Bett, auf der Couch oder am Boden

Sie werden staunen, wie viele Möglichkeiten es für Bewegungen in liegender Position gibt. Das wird Ihnen vor allem zu Beginn Ihres Bewegungsprogramms wahrscheinlich entgegenkommen: Sie können ruhig im Bett oder auf der Couch liegen (bleiben) – natürlich nicht unter einer Decke, denn die würde Ihnen Ihre Bewegungsfreiheit nehmen. Sie bleiben an Ihrem Ort der Entspannung und müssen sich keine spezielle Sportkleidung anziehen oder vor die Tür gehen – ja, Sie müssen noch nicht einmal aufstehen! Mit ein paar Übungen im Liegen tanken Sie Energie, hören auf zu grübeln und tun sich schließlich sehr viel leichter, sich in die Senkrechte zu begeben und in den Tag zu starten.

Wichtig ist allerdings, dass die Unterlage Ihren Rücken stabilisiert und stützt. Das heißt, dass Sie nicht auf einer zu weichen Matratze oder Couch üben sollten. Ist Ihr Bett zu weich oder verbringen Sie viel Zeit auf einer »durchgesessenen« Couch, ist das ohnehin schlecht für Ihren Schlaf und Ihren Rücken – und damit für Ihre Stimmung. Lassen Sie sich im Fachhandel beraten und gönnen Sie sich etwas Neues!

Sie sollten sich über die ganze Körperlänge ausstrecken können und genügend Platz haben, um Arme und Beine nach links und rechts ausstrecken zu können. Das ist auf der Couch oder auch im Bett oft nicht möglich. Legen Sie sich in diesem Fall besser am Boden auf eine zusammengefaltete Decke, auf die Sie ein Handtuch legen. Am besten besorgen Sie sich gleich eine rutschfeste, wärmeisolierende Gymnastik- oder Yogamatte. Eine solche Matte können Sie nicht nur im Haus, sondern auch für Übungen im Freien (Garten, Wiese) verwenden. Es gibt sie im Sportfachhandel oder im Internet. Eine Bestelladresse finden Sie auf Seite 122.

Im Zimmer

Na, wacher geworden? Jetzt können Sie langsam aufstehen. Öffnen Sie zuerst das Fenster und lassen frische Luft herein. Haben Sie alles parat, was Sie für Ihre Übungen brauchen – zum Beispiel Ihre Wasserflaschen-Hanteln? Am besten eignen sich dafür Kunststoff-Flaschen mit Griffprofil. Je nachdem, mit wie viel Gewicht Sie üben wollen, nehmen Sie 0,5-Liter- bis 2-Liter-Flaschen. Füllen Sie die Flaschen mit Wasser, und zwar so, dass keine Luftblase mehr darin ist. Also am besten unter Wasser füllen. Gut verschließen! Sie können die Flaschen auch mit Sand füllen.

GU-ERFOLGSTIPP

Viele Menschen neigen dazu, sich selbst und das, was sie erreicht haben, gering zu bewerten. Machen Sie sich jeden Morgen ein Kompliment! Und denken Sie an etwas, das gut läuft: Bereichernde Bekanntschaften, Erfolge (auch kleine) im Job, beim Hobby. Dass Sie genug zu essen und ein Dach über dem Kopf haben. Begrüßen Sie jeden Tag mit Dankbarkeit!

TIPP: Gut in den Tag starten

Regelmäßigkeit und Rituale tragen entscheidend zu unserer inneren Stabilität und Ausgeglichenheit bei. Schlagen Sie dem Alltagsstress ein Schnippchen, indem Sie sich selbst jeden Morgen eine viertel oder halbe Stunde zum Geschenk machen – noch bevor Lärm, Hektik und Anforderungen von außen auf Sie einstürmen können. Tun Sie in dieser Zeit, die nur Ihnen gehört, etwas, das Sie gern tun. Das können Ihre Lieblingsübungen aus diesem Buch sein, ein Spaziergang oder ein Hobby wie Musizieren oder Zeichnen. Das gibt Ihnen Energie für den ganzen Tag und stärkt Ihr Selbstvertrauen – nicht zuletzt deshalb, weil Ihre Fähigkeiten in der gewählten Tätigkeit immer besser werden.

Im Garten, auf Terrasse oder Balkon

In Ihrem eigenen kleinen Stück Natur sind Sie an der frischen Luft und trotzdem geborgen und vor Blicken geschützt. Bevor Sie rausgehen, ziehen Sie sich dem Wetter entsprechend an – nicht zu warm, nicht zu kalt und mit genug Bewegungsfreiheit. Suchen Sie sich bei Bedarf eine ruhige Ecke, wo Ihnen niemand zusieht – die Nachbarn sollen sich gefälligst selbst bewegen. Gehen Sie zunächst ein paar Schritte auf und ab und atmen Sie tief durch (siehe Seite 89). Das lockert Muskeln und Gelenke. Wenn Sie neue Übungen ausprobieren, nutzen Sie gegebenenfalls Möglichkeiten, sich festzuhalten, zum Beispiel am Balkongeländer oder Gartenzaun.

Unterwegs

Bereit für einen kleinen Ausflug? Wenn Sie eine kleine Runde außer Haus drehen, gewinnen Sie Abstand zu Ihren großen und kleinen Problemen. Sie sammeln neue Eindrücke, werden lockerer und kommen auf neue Gedanken. Ihnen begegnen andere Menschen, die sich ebenfalls am Unterwegssein erfreuen. Lächeln Sie einfach mal jemanden an – die meisten Menschen sind dann ganz überrascht und freuen sich. Das gibt Ihnen auch frische Energie.

Schön gleichmäßig: Straßen

Auf Straßen zu gehen, zu joggen oder zu walken hat seinen Reiz: Man muss meist nicht auf die Route achten, und der ebene Untergrund bietet die Möglichkeit zu schön gleichmäßiger Vorwärtsbewegung. Anfänger tun sich auch oft leichter, wenn sie gleich »ab Haustür« loslegen können, statt erst in den Park oder Wald zu gehen. Nachteil: Der harte Untergrund strapaziert die Gelenke. Gute Lauf- oder Walkingschuhe können das ausgleichen. Bei Dunkelheit sollten Sie sich mit Reflektoren für die Kleidung ausstatten (Sportgeschäft). Kleine, ruhige Straßen oder geteerte Feldwege sind natürlich gefährlichen, abgasbelasteten Hauptstraßen vorzuziehen.

Mitten in der Natur: auf Wegen

Alle Fußwege, ob in Wäldern, Grünanlagen oder Parks, eignen sich für Ihr Bewegungsprogramm. Hier stört Sie kein Straßenverkehr, Sie sind von Natur umgeben. Auf sandigem oder erdigem Boden schonen Sie Ihre Gelenke. Allerdings: Ist der Boden zu weich, bremst er Ihren Schritt. Das ist für Sportarten wie Walking oder Nordic Walking nicht gut. Da wollen Sie – und Ihre Seele – ja in Schwung kommen. In aufgeweichtem Boden stecken zu bleiben ist nervig. Rutschiger Boden nimmt uns die Standfestigkeit. Unebener Boden lässt uns die Balance verlieren. Steiniger Boden veranlasst uns auszuweichen. Wenn Ihre Seele nicht so ganz im Lot ist, müssen Sie es sich ja nicht unnötig schwer machen. Wählen Sie also zumindest am Anfang am besten einen trockenen, ebenen Weg, etwa einen fein gekiesten Parkweg oder einen Wirtschaftsweg im Wald. In Park und Wald ist das Naturerlebnis am intensivsten. Informieren Sie sich vorher, welche Strecken möglich und wie lang sie sind. Für viele Orte findet man geeignete Routen-Vorschläge im Internet (siehe Tipp Seite 123).

Balsam für die Seele: auf der Wiese

Wiesen oder Lichtungen im Wald sind Orte, wo man gut verschnaufen und die Seele baumeln lassen kann – und auch mal schreien und sich austoben. Wiesen beleben. Nehmen Sie sich ruhig eine Decke mit, dann können Sie auch Bodenübungen durchführen und hinterher relaxen. Der Untergrund sollte natürlich nicht zu feucht oder kalt sein.

TIPP

Unterwegs zum Einkaufen, ins Büro, nach Hause ... können Sie an Geländern oder Verkehrsschildern eine kurze Trainingseinheit einlegen. Wenn Sie an der Ampel warten, nutzen Sie die Zeit für eine Dehnübung (Dehnung der Beinvorderseite, Dehnung der Beinrückseite, Hüftkreisen, Armkreisen, Ausfallschritt).

TIPP: »Interview« mit einer Verstimmung

Besonders für einen Spaziergang oder den Aufenthalt auf einer ruhigen Wiese eignet sich die folgende Übung: Stellen Sie sich vor, Ihre Verstimmung sei eine eigenständige Person, die Sie regelmäßig begleitet. Begrüßen Sie sie freundlich und stellen ihr einige Fragen, etwa: »Warum begleitest du mich eigentlich? Wie gefällt es dir bei mir? Wie lange möchtest du noch bleiben? Was wollen wir gemeinsam tun? Wie würdest du es finden, wenn es mir wieder richtig gut ginge?«

Sicher fallen Ihnen noch mehr solche Fragen ein. Versetzen Sie sich bei jeder Frage in die Rolle Ihres »Gastes«, und antworten Sie für ihn. Sie werden wahrscheinlich überrascht von den Antworten sein!

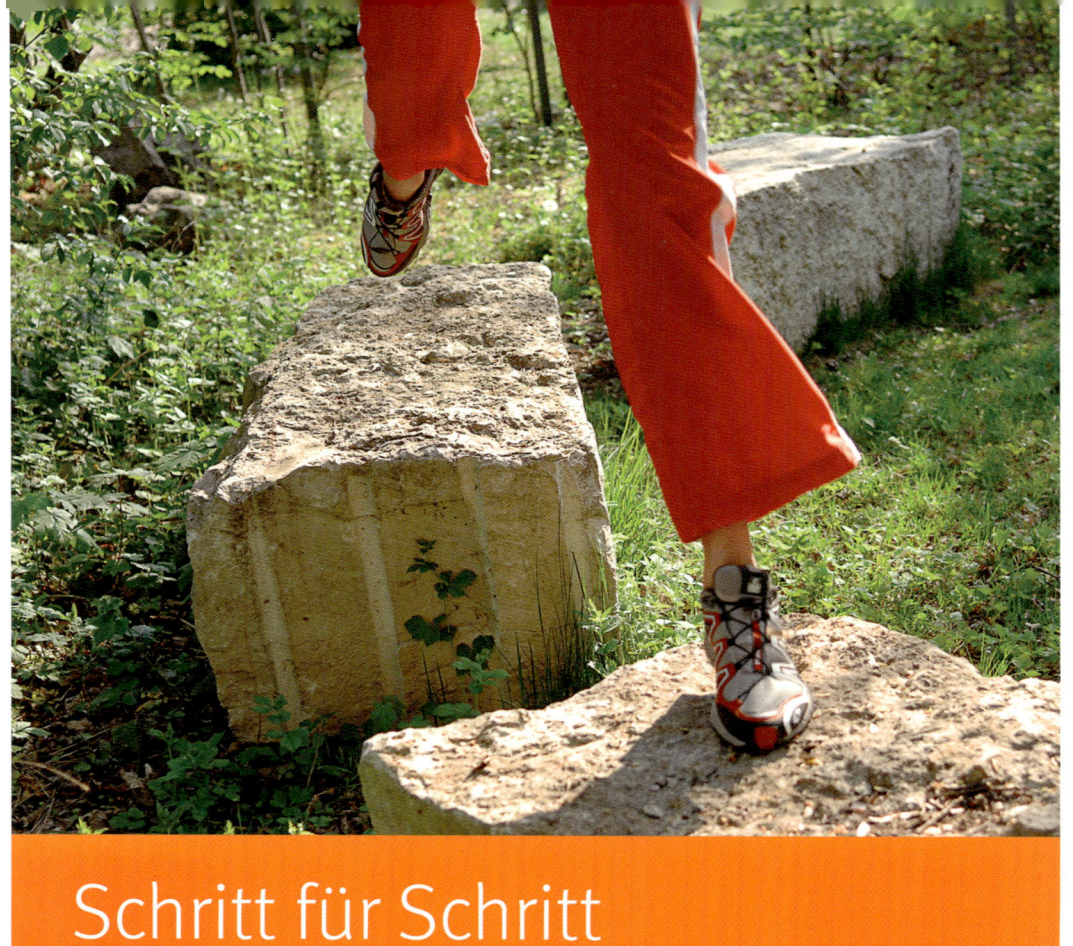

Schritt für Schritt
aus dem Tief

Dieses Kapitel enthält das »**Herzstück**« des Buches: die drei Aktivitätenpläne für unterschiedliche Stimmungen. Jedes dieser Module ist eine Art Baukasten mit leicht umsetzbaren Anregungen für einen Zeitraum von vier Wochen. Die Module sind unterschiedlich anspruchsvoll: Modul 1 verlangt am meisten innere Antriebskraft und enthält die anspruchsvollsten Bewegungstipps. Modul 2 bildet die »goldene Mitte«, und Modul 3 bietet einfach durchzuführende Anregungen für ganz schlappe Tage.

Drei Module zur Wahl

Im Folgenden stellen wir Ihnen drei Übungsmodule vor, also Bausteine, aus denen Sie je nach aktueller Stimmungslage Ihr Bewegungs- und Aktivitätenprogramm wählen können. Jedes Modul ist ein Baukasten mit leicht umsetzbaren Anregungen für einen Zeitraum von vier Wochen. Die Module sind unterschiedlich anspruchsvoll: Die Vorschläge Modul 1 verlangen am meisten Antriebskraft, diejenigen in Modul 2 sind für einen mittleren Energielevel gedacht, Modul 3 bietet sanfte Anregungen für Tage im Tief. Die Pläne zeigen einen idealen Wechsel von Aktivität und Entspannung für jede Stimmungslage, aber natürlich können Sie einzelne Aktivitäten auf andere Wochentage oder Tageszeiten verschieben oder Freizeitaktivitäten durch andere austauschen.

> **Modul 1** bietet das richtige Programm für Sie, wenn Sie durchaus Energie verspüren, etwas zu unternehmen. Sollten Sie zu Stimmungsschwankungen neigen, ist Modul 1 bestens geeignet, um einem Tief wirksam vorzubeugen. Sie finden hier vor allem verschiedene Anregungen zu leichtem und lockerem, regelmäßigem Ausdauertraining, zu kräftigenden Übungen und schönen Freizeitaktivitäten.

> **Modul 2** ist für Sie geeignet, wenn Sie zwar in einem Stimmungstief stecken, aber noch das Gefühl haben, aus eigener Kraft wieder herauszukommen. Es enthält weniger sportliche Aktivitäten als Modul 1, dafür mehr Tipps zu Unternehmungen in Gesellschaft. Sie finden hier auch Übungen zur Verbesserung der Flexibilität, Kraft und Koordination, mit denen Sie Ihre Antriebskräfte mobilisieren und stärken.

> **Modul 3** sollten Sie wählen, wenn Sie eine starke Verstimmtheit empfinden und sich zu nichts aufraffen können. Hier sind ausgewählte sportliche Aktivitäten zu finden, die Sie als erste kleine Schritte aus dem Tief nutzen können. Mit den leichten Anspannungs- und Entspannungsübungen nehmen Sie Ihren Körper wieder bewusster wahr – ein erster Schritt aus dem Tief. Zudem gibt es viele Anregungen zu Gemeinschaftsaktivitäten und verbesserter Kommunikation sowie viele Tipps für Seele und Geist.

TIPP

Anregungen zum Lockern und Energietanken zwischendurch gibt auch das kleine Programm im beiliegenden Folder.

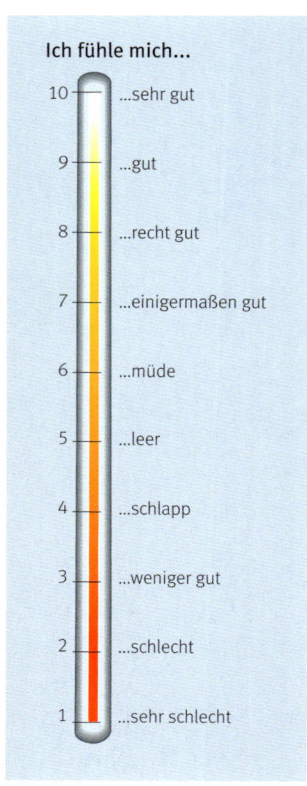

Ich fühle mich...

10	...sehr gut
9	...gut
8	...recht gut
7	...einigermaßen gut
6	...müde
5	...leer
4	...schlapp
3	...weniger gut
2	...schlecht
1	...sehr schlecht

STIMMUNGS-BAROMETER

Wenn Sie sich für ein Modul entschieden haben, machen Sie vorher und nachher einen kleinen Test, um Ihre Stimmung einzustufen. Notieren Sie sich die Werte. Dann sehen Sie im Laufe der Wochen sicher eine Tendenz zum Positiven.

Bloß kein Stress!

Ihr Bewegungsprogramm sollte sich gut in Ihren Alltag integrieren lassen und darf für Sie nicht zum Stressfaktor werden – dann wirkt es nicht! Wenn Sie zum Beispiel nicht genug Zeit finden, etwa weil Sie länger arbeiten müssen, reduzieren Sie eben Ihre Laufdauer in Modul 1 von 45 Minuten auf 30 Minuten. Oder Sie ersetzen das Laufen durch einen flotten Spaziergang, zum Beispiel von der Arbeit nach Hause oder zum Einkaufen und zurück. Setzen Sie sich niemals unter Druck! Die Grundphilosophie unseres Bewegungsprogramms lautet: Je weniger Widerstand Sie für eine Übung oder Aktivität überwinden müssen, desto besser ist die Wirkung. Sie sehen also, es hat überhaupt nichts mit »sich zusammenreißen« zu tun, wie es Menschen im Stimmungstief oft sinnloserweise empfohlen wird. Energische Liegestütze auf dem Boden? Wer in der Lage ist, seinen eigenen Körper zu stemmen, hat in der Regel auch genügend seelische Kraft. Ein verstimmter Mensch wird sich dabei eher schwertun und es als Niederlage empfinden, wenn er eine schwierige oder Kräfte zehrende Bewegung nicht schafft.

Pause mit Bewegung

Auch Arbeitspausen sind bestens geeignet für viele unserer Bewegungsanregungen. Die Übungen sind bewusst einfach gestaltet. Denn komplizierte Bewegungsabläufe können schnell die Motivation rauben. Wer unter mehr oder weniger starken Stimmungsschwankungen leidet, hat dazu keinen Nerv. Wenn Sie in der Mittagspause beim Spaziergang mit Übungen Lust auf mehr kriegen – umso besser! Im Anhang ab Seite 120 finden Sie zahlreiche Buchtipps und Adressen, die Ihnen weiterhelfen.

Genuss und Freude integrieren

Immer wieder finden Sie in den Modulen auch die Aspekte »Essen« und »Freunde«. Denn das schönste Bewegungsprogramm wirkt erst dann richtig, wenn Sie auch gut und gesund essen und sich in netter Gesellschaft geistig austauschen können. Ständige Fehlernährung und ewiges Allein-vor-sich-hin-Grübeln dagegen rauben Ihnen Ihre Antriebskraft!

Ihr individueller Aktivitätenplan

Die nachfolgenden Module enthalten konkrete Bewegungsvorschläge mit jeweils mehreren Übungen aus diesem Buch zur persönlichen Auswahl.

Wenn Sie eine Weile mit unseren Wochenplänen gearbeitet haben, möchten Sie sich vielleicht einen ganz individuellen Plan erstellen. Dann tragen Sie einfach in einen Kalender oder Wochenplan mit Uhrzeitangabe die (Bewegungs-)Aktivitäten Ihrer Wahl ein, oder ergänzen Sie einen von uns vorgeschlagenen Plan entsprechend. Ein Telefonat mit einer guten Freundin, ein Spaziergang im Stadtwald, ein kleiner Fahrradausflug, Tagebuchschreiben, Malen, Musizieren, ein Wellness-Abend für schönes Haar und gepflegte Nägel … sicher fällt Ihnen selbst noch vieles ein.

Wenn Sie für diese Aktivitäten feste Termine eintragen, die Sie ebenso einhalten wie zum Beispiel einen geschäftlichen Termin, werden Sie feststellen, dass Sie sie viel leichter in Ihren Alltag integrieren können.

TIPP: 8 goldene Regeln für Ihren Weg aus dem Tief

1 Beginnen Sie mit dem Bewegungsprogramm, wenn Sie innerlich wirklich bereit dazu sind. Dann ist die Chance viel größer, dass Sie weitermachen.

2 Bei der Auswahl eines der drei Module sollten sie eher dasjenige wählen, das noch leicht unter Ihren Möglichkeiten liegt. So stellen sich schneller Erfolge ein, auf denen Sie aufbauen können. Steigern können Sie sich immer!

3 Wählen Sie die Bewegungsform beziehungsweise Sportart, die Ihnen spontan am meisten zusagt und am leichtesten fällt.

4 Achten Sie auf gesunde Ernährung mit viel frischem Obst und Gemüse und viel gesunden Kohlenhydraten (siehe auch Seite 42). Genießen Sie Ihre Mahlzeiten, laden sie öfter mal Freunde ein.

5 Machen Sie sich eine Liste von Aktivitäten aller Art, die Sie als reizvoll empfinden. Bauen Sie einige in Ihren individuellen Aktivitätenplan ein.

6 Beziehen Sie ruhig einen lieben Menschen als »Begleiter« in Ihre Aktivitäten ein. Das wird Sie beflügeln. Verabreden Sie sich regelmäßig.

7 Legen Sie regelmäßig eine Pause ein – genießen Sie auch mal das Nichtstun!

8 Freuen Sie sich über kleine Erfolge.

Modul 1: bei Stimmungsschwankungen

Ihnen machen gelegentlich oder auch öfter Stimmungsschwankungen zu schaffen. Sie stellen fest, dass Ihre seelische Verfassung sehr stark tagesformabhängig ist. Mal sind Sie »angeschlagen«, dann wieder heiter bis euphorisch. Manchmal sind Sie äußerst gereizt, dann fühlen Sie sich wieder motiviert und an vielem interessiert. Und all das meist ohne erkennbaren Grund. Jeder von uns kennt solche Schwankungen, ob mehr oder weniger stark ausgeprägt. Wir streben in diesen Situationen nach einem Ausgleich – und scheitern oft daran, dass wir über die Ursache nachgrübeln. Weil wir dabei zu keinem befriedigenden Ergebnis kommen oder die Ursache unserer Stimmungswechsel nicht beheben können, verstärkt sich unsere negative Stimmung noch.

Bewegung hilft Ihnen dabei, wieder zum Gleichgewicht zu finden. Sie entdecken dabei neue Sichtweisen, erleben, dass manches viel weniger belastend ist, wenn man nicht die ganze Zeit darüber nachgrübelt. In Bewegung konzentrieren Sie sich auf sich selbst, auf Ihren Körper und die richtigen Bewegungsabläufe – das macht den Kopf frei und lässt die Gedanken wieder fließen.

Energie haben Sie – nutzen Sie sie in Modul 1, um sich durch leichte gymnastische Übungen und sportliche Aktivitäten auf andere Gedanken zu bringen.

TIPP
Stellen Sie sich heute jedes Mal, wenn Sie durch eine Tür gehen, vor, dass Sie etwas von Ihrer schlechten Stimmung dabei zurücklassen.

»Gebrauchsanleitung« für Modul 1

Die in der Tabelle auf den folgenden Seiten vorgeschlagenen Ausdauer-Trainingseinheiten wählen Sie nach Ihren individuellen Vorlieben aus. Für die Ausdauersportarten wie Laufen, Walking, Nordic Walking und Fahrradfahren sollten Sie 30 bis 90 Minuten ansetzen, damit sie sich nachhaltig positiv auswirken.

Sie können alles ganz flexibel handhaben: Falls Sie bedingt durch Ihre Berufstätigkeit oder Ihre Familie am Morgen keine Zeit oder Energie für sportliche Aktivitäten aufbringen, dann sind Sie vielleicht eher ein Typ für Abendsport. Das ist von Mensch zu Mensch unterschiedlich. Berücksichtigen Sie auch die im Plan angegebenen Tage ohne Training: Gezielte Pausen steigern den Trainingseffekt und entspannen!

Der Weg nach vorn beginnt im Kopf: Einstimmung zu Modul 1

Hand aufs Herz: Sind Sie im Grunde ein optimistischer Mensch? Oder würden Sie sich eher als pessimistisch einstufen? Weder das eine noch das andere wurde Ihnen in die Wiege gelegt: Denn wie wir uns fühlen, ist zu einem großen Teil von unseren Einstellungen und Bewertungen von Situationen abhängig. Wenn wir im Innersten überzeugt sind, dass wir unser Leben selbst in die Hand nehmen können, ist viel gewonnen. Denn positive Gedanken können schädigende Gedankenmuster ändern.

Wer sich dagegen widerstandslos dem Gefühl hingibt, nur Pech zu haben oder vom Unglück verfolgt zu sein, kann weniger Früchte ernten. Wenn Sie nach strengen selbst auferlegten Regeln und Normen leben und Ihre Erwartungen an das Leben, an andere und an sich selbst zu hoch schrauben, dann laden Sie die schlechte Laune regelrecht zu sich ein. Gehen Sie die nächsten Schritte lieber locker an. Lassen Sie sich nicht unter Druck setzen – erst recht nicht von sich selbst.

Wenn Sie Spaß an diesem Programm finden, dann versuchen Sie es dauerhaft in Ihren Alltag zu integrieren. Sie werden neue Energien spüren, Ihre Stimmung wird sich längerfristig stabilisieren.

LACHEN SIE MAL WIEDER ÜBER SICH SELBST

Vom Kommunikationswissenschaftler und Psychotherapeuten Paul Watzlawick stammt ein sehr unterhaltsames Buch – mittlerweile ein Klassiker –, das in lauter kleinen Geschichten und Schilderungen zeigt, wie man sein Leben unerträglich gestalten kann. Kaum jemand, der sich beim Lesen nicht »ertappt« fühlt. Das Schöne an dem Buch: Beim Lesen drängen sich unweigerlich positive Gegenvorschläge auf. Eine der bekanntesten Episoden: »Die Geschichte mit dem Hammer«. Ein Mann möchte ein Bild aufhängen, hat aber keinen Hammer im Haus. Er überlegt, zum Nachbarn zu gehen und sich dessen Hammer zu borgen. Da kommen ihm Zweifel, ob der Nachbar ihm seinen Hammer leihen würde. Dem Mann fällt ein, dass der Nachbar kürzlich nur so flüchtig gegrüßt hat und so eilig wirkte. Immer mehr steigert sich der Mann in den zu erwartenden Misserfolg hinein, sodass er schließlich zornig zum Nachbarn stürmt und ihn anfährt: »Behalten Sie doch Ihren Hammer, Sie Rüpel!«

Modul 1 – Woche 1

Montag

Machen Sie heute den Stimmungstest (Seite 56).

Morgens/abends
Testen Sie, ob Sie sportliche Bewegung am Morgen oder am Abend mehr genießen.
30 Min. Ausdauertraining (ab Seite 111). Nach dem Training: Beinrückseite dehnen (Seite 107), Beinvorderseite dehnen (Seite 107), Ausfallschritt (Seite 98). Dehnen Sie jede Partie für etwa 15 Sekunden.

Dienstag

Morgens
Trinken Sie gleich nach dem Aufstehen genüsslich ein Glas gutes Wasser.

Morgens oder abends
30 Min. Ausdauertraining (ab Seite 111). Zwischendurch: Liegestütze (Seite 108). Laufen Sie am Abend, sollte das Training etwa 3 Stunden vor dem Schlafen enden: Die ausgeschütteten Hormone können das Einschlafen erschweren.

Mittwoch

Morgens
Frühstücken Sie in Ruhe! Versuchen Sie den ganzen Tag entspannt und tief zu atmen.

Nachmittags/früher Abend
Gehen Sie eine Stunde mit einem Freund spazieren. Sprechen Sie (auch) über Ihre Stimmung.

Abends
Lesen Sie gemütlich ein Buch. Krimis erschweren das Einschlafen, wählen Sie etwas Leichteres.

Donnerstag

Morgens oder abends
Steigern Sie die Dauer Ihres Ausdauertrainings auf 35 Minuten. Zwischendurch: Ausfallschritt (Seite 98).

Abends
Kochen Sie was Leckeres, zum Beispiel italienisch: Pasta mit Tomaten und Fisch macht gute Laune, ein grüner Salat wirkt schon beim Anschauen stimmungsaufhellend ...

Freitag

Morgens
Laufen Sie für etwa 5 Minuten auf der Stelle. Danach: Sit-ups für die geraden Bauchmuskeln (Seite 110).

Mittags
Nutzen Sie Ihre Mittagspause für einen flotten Spaziergang.

Abends
Gönnen Sie sich einen Saunabesuch oder entspanntes Planschen im Thermalbad.

Wochenende

Morgens
Schlafen Sie nach Herzenslust aus. Früchte mit Haferflocken und Orangensaft im Mixer pürieren: ein leckerer Energiekick!

Nachmittags
Genießen Sie eine Radtour mit Freunden. Unter www.adfc.de finden Sie Gleichgesinnte!

Abends
Entspannen Sie gemütlich auf der Couch.

Modul 1 – Woche 2

Montag

Morgens oder abends
40 Min. Ausdauertraining (ab Seite 111). Danach: Beinrückseite dehnen (Seite 107), Beinvorderseite dehnen (Seite 107), Ausfallschritt (Seite 98).

Nachmittags/früher Abend
Trinken Sie mit einem Freund gemütlich Kaffee. Gehen Sie auf den Markt. Zu Hause bereiten Sie in aller Ruhe einen frischen Salat zu. Genießen Sie Ihre freie Zeit.

Dienstag

Morgens
Trinken Sie gleich nach dem Aufstehen ein Glas gutes Wasser.

Nachmittags/früher Abend
40 Minuten Ausdauertraining (ab Seite 111): Das gleicht nach einem stressigen Arbeitstag aus.
Bewegen Sie sich in Ihrer Sportart in einem langsamen, entspannten Tempo. Versuchen Sie während des Trainings bewusst wahrzunehmen, was in Ihnen vorgeht!

Mittwoch

Morgens oder abends
40 Min. Ausdauertraining (ab Seite 111). Danach: Beine dehnen (Seite 107), Ausfallschritt (Seite 98).
Trinken Sie während des Trainings regelmäßig etwas Wasser! Dazu können Sie sich einen Trinkflaschengurt zulegen. Vielleicht kommen Sie ja auch an einer natürlichen Trinkwasserquelle vorbei …

Donnerstag

Morgens
Stehen Sie etwas früher als sonst auf. Nehmen Sie sich besonders viel Zeit für Körperpflege und Ihre äußere Erscheinung.

Nachmittags
Laufen Sie 5 Minuten auf und ab, in der Wohnung, auf der Terrasse, im Garten. Lockern Sie zu Musik Ihren Körper.
Danach: Squats (Seite 109), Dehnung der Beinvorderseite und der Beinrückseite (Seite 107).

Freitag

Nachmittags
Organisieren Sie fürs Wochenende Lauftreff, Radtour oder Nordic-Walking-Runde: Rufen Sie potenzielle Teilnehmer an, planen Sie die Route.

Abends
Forschen Sie im Internet zum Thema Stimmungsschwankungen. Je mehr Sie darüber erfahren, umso besser können Sie Ihre Laune in den Griff bekommen.

Wochenende

Morgens
Genießen Sie ein Frühstück mit Freunden – zum Beispiel wie in Paris mit Croissants, Orangensaft und Milchkaffee. Oder mit köstlichen Früchtemüsli-Varianten.

Nachmittags
Auf zur vorbereiteten Tour! Legen Sie Pausen ein – gemeinsam macht das umso mehr Spaß.

Abends
Entspannung auf der Couch.

Modul 1 – Woche 3

Montag

Morgens oder abends
50 Minuten Ausdauertraining (ab Seite 111). Achten Sie auf eine saubere Technik. Trinken Sie vor und nach dem Training reichlich Wasser.
Falls Sie die Steigerung der Trainingsdauer so schnell nicht schaffen, verringern Sie das Pensum ein wenig.

Nachmittags
Wie wäre es mit einem Schläfchen? Aber höchstens 20 Min.!

Dienstag

Morgens
Lassen Sie frische Luft in Ihre Wohnung und laufen zu Ihrer Lieblingsmusik für etwa 5 Minuten auf der Stelle. Danach 15 Sit-ups für die geraden Bauchmuskeln (Seite 110). Nach einer Pause Sit-ups für die schrägen Bauchmuskeln (Seite 110).

Abends
Vereinbaren Sie heute einen Nordic-Walking-Kurs oder ein Probetraining im Fitnessclub.

Mittwoch

Morgens oder abends
50 Minuten Ausdauertraining (ab Seite 111). In einer Trainingspause: Beine dehnen (Seite 107). Stützen Sie sich an Ihrem Partner ab oder an einem Baum. Fühlen Sie mal, wie wohltuend so ein fester, rauer Baumstamm wirkt!

Abends
Genießen Sie mit Ihrem Partner oder Freunden einen Kinoabend.

Donnerstag

Morgens
Rufen Sie Ihren Trainingspartner an und vereinbaren Sie für die nächsten Tage einen Termin.

Nachmittags
60 Minuten Ausdauertraining (ab Seite 111). Versuchen Sie mal, für kurze Abschnitte Ihr übliches Tempo etwas zu beschleunigen.

Abends
Nehmen Sie ein warmes Bad mit duftendem Öl bei Kerzenlicht.

Freitag

Morgens
Trinken Sie reichlich Wasser.

Nachmittags
Gehen Sie spazieren und lassen Sie die Seele baumeln – möglichst länger als eine Stunde. Wählen Sie einen Weg, den Sie noch nicht ausprobiert haben.

Abends
Machen Sie es sich nach Herzenslust gemütlich – Sie haben es verdient!

Wochenende

Morgens
Essen Sie eine Banane mit Joghurt. Trinken Sie grünen Tee. Treffen Sie sich mit Freunden oder Ihrem Trainingspartner zu einem lockeren Lauf. Danach: Ausfallschritt (Seite 98).

Abends
Entspannen auf der Couch oder ein entspannter Kinobesuch.

Modul 1 – Woche 4

Montag

Morgens
Stehen Sie etwas früher auf und nehmen sich Zeit, um in die »Gänge zu kommen«. Hören Sie Musik, bereiten Sie sich einen stimulierenden Tee (grün oder schwarz). Genießen Sie ein Müsli oder Vollkornbrötchen.

Abends
60 Minuten Ausdauertraining (ab Seite 111). Legen Sie 2 Intervalle von 1 Min. ein, in denen Sie Ihr Tempo deutlich steigern.

Dienstag

Morgens
Mixen Sie sich einen erfrischenden Früchteshake, zum Beispiel Buttermilch-Erdbeer-Banane.

Nachmittags/früher Abend
Gehen Sie eine Stunde in einem Wald oder Park spazieren. Setzen Sie sich auch einmal auf eine Bank und genießen den blauen Himmel oder das Spiel der Wolken, sehen Sie den Vögeln und Eichhörnchen zu. Atmen Sie tief durch.

Mittwoch

Morgens
60 Minuten Ausdauertraining (ab Seite 111). Legen Sie 3 Intervalle von 1 Min. ein, in denen Sie Ihr Tempo deutlich steigern. Danach: Liegestütze (Seite 108). Lockern Sie Ihre Arme und probieren es noch einmal.

Abends
Besuchen Sie einen Freund oder schauen Sie sich eine interessante Wissenschaftssendung im Fernsehen an.

Donnerstag

Morgens oder abends
60 Minuten Ausdauertraining (ab Seite 111). Legen Sie 3 Intervalle von 1 Minute ein, in denen Sie Ihr Tempo deutlich steigern. Danach Sit-ups für die geraden Bauchmuskeln und Sit-ups für die schrägen Bauchmuskeln (Seite 110).

Abends
Wie wär's mit einem kleinen Einkaufsbummel? Gönnen Sie sich eine Belohnung!

Freitag

Morgens
Lassen Sie sich Zeit für ein entspanntes Frühstück.

Nachmittags/früher Abend
30 Minuten Ausdauertraining (ab Seite 111). Danach Squats mit Hanteln (Seite 109). Dehnung der Beinvorderseite und -rückseite (Seite 107).

Abends
Massieren Sie Ihre Füße mit einem duftenden Öl.

Wochenende

Morgens
Fahren Sie allein mit dem Fahrrad durch den Wald. Zwischendurch: Ausfallschritt (Seite 98), Liegestütze (Seite 108).

Nachmittags
Halten Sie ein Nickerchen – aber höchstens 20 Min.!

Abends
Was sagt Ihr Stimmungsbarometer (Seite 56)? Sind Sie bereit für weitere vier Wochen Bewegung?

Tipps für das Bewegungstraining ohne Partner

Stimmungsschwankungen bedeuten: Einmal sind Sie gut drauf, dann wieder »ganz unten«. Nutzen Sie die positiven Phasen, um sich mit Bewegung zu lockern und zu stärken. Erstens können Sie damit das nächste Tief hinauszögern, und zweitens entwickeln Sie mit der Zeit eine Bewegungsroutine, um sich auch im Stimmungstief eher wieder aufraffen zu können.

Gehen Sie bei Ihrer selbst gewählten Bewegungsform beziehungsweise Sportart in kleinen Schritten vor. Steigern Sie sich in Intensität und Dauer, aber so, dass Sie sich dabei immer wohl fühlen und sich zu nichts zwingen müssen. Statt Ihren Sport auszuüben, können Sie in Tiefphasen auch einfach regelmäßig spazieren gehen. Wenn Sie dabei Lust auf mehr bekommen, ergänzen Sie Ihr Programm zu Hause, etwa mit Stretching- oder Yoga-Übungen (Buchtipps siehe Seite 120).

Tipps für das Bewegungstraining zu zweit

Manchmal hilft es Ihnen, mit einer anderen Person über Ihre Stimmungsschwankungen zu sprechen. Dann wieder ist Ihnen alles zu viel, und Sie reagieren äußerst empfindlich, wenn jemand Ihren »wunden Punkt« berührt. Vielleicht kennen Sie Ihren Trainingspartner auch noch nicht gut genug, um ihm von Ihren Stimmungsveränderungen zu erzählen.

Konzentrieren Sie sich zunächst einfach auf Ihr Training. Meistens lösen sich schon nach kurzer Zeit die ersten Spannungen. Bewegung eröffnet neue Sichtweisen. Gemeinsame Bewegung verbindet. Vielleicht ergibt sich in einer Pause mal eine Gelegenheit, ungezwungen über Ihre wechselhaften Stimmungslagen zu sprechen. Keine Scheu – niemand ist perfekt!

Die gleichmäßige Bewegung und der dabei verstärkt eingeatmete Sauerstoff beschleunigen die Körperfunktionen und regen den Geist an. Wir fühlen uns beschwingter als sonst. Negative Gedanken verlieren an Gewicht und werden mehr und mehr von positiven abgelöst. Nutzen Sie dies, um sich gegenseitig zu motivieren oder auch darüber zu sprechen, wie jeder von Ihnen die kleinen und großen Probleme seines Lebens anpackt.

TIPP

Ihr Kopf-hoch-Zitat für heute: »Diese Steine, die mir in den Weg gelegt werden, nehme ich einfach auf. Ich lege sie nicht an die Seite, ich baue mir ein Haus daraus.« (DJ Ötzi alias Gerry Friedle, erfolgreicher österreichischer Entertainer)

Gelungenes »Teambuilding«

Wie intensiv und ausdauernd Sie sich bewegen, hängt von Ihrer aktuellen Kondition ab – und davon, wie gut Sie sich im Moment zur Bewegung motivieren können. Ist Ihr Trainingspartner zu schnell oder schlägt er eine Strecke vor, die Ihnen heute viel zu lang ist, dann sagen Sie es ihm. Stimmungsschwankungen entstehen vielfach durch Druck. Was Sie brauchen, sind Erfolgserlebnisse, und die stellen sich nur ein, wenn die Anforderungen in etwa mit Ihren Möglichkeiten übereinstimmen.

Falls Sie mitten in der Bewegung nicht mehr können, weil Sie von trüben Gedanken eingeholt werden, machen Sie eine Pause. Bitten Sie den Traningspartner, Ihnen kurz zuzuhören. Dann legen Sie den Rest Ihres Bewegungsprogramms gemeinsam zurück, loben sich gegenseitig – und vereinbaren den nächsten Trainingstermin.

Belohnung nicht vergessen!

Bei aller Freude an Bewegung und an Aktivitäten: Tun Sie immer wieder mal einfach gar nichts! Sie müssen nicht »die Zähne zusammenbeißen«. Sie müssen nicht bis zur totalen Erschöpfung weiterarbeiten. Sie brauchen niemandem zu erklären, warum Sie nichts tun. Das geht nur Sie etwas an.

Planen Sie Ihre Entspannungsphase bewusst ein. Keine Telefonate, keine Termine mit Freunden und Bekannten, keine Aufräumaktion in der Wohnung! Gönnen Sie sich zum Beispiel ein wohltuendes Bad. Stellen Sie ein paar Kerzen auf, fügen Sie dem wohltemperierten Wasser einen duftenden Badeextrakt oder eine Sprudeltablette hinzu. Lassen Sie Ihren Gedanken freien Lauf. Träumen Sie. Singen Sie. Gehen Sie auf Phantasiereise. Legen Sie sich danach noch eine Weile unter eine warme Decke. Genießen Sie erneut, dass Sie nichts tun! Wenn Sie nicht gern baden, können Sie ja mal eine schöne Haarpackung auftragen, Musik hören, in alten Briefen oder einem Buch schmökern …

GU-ERFOLGSTIPP

Stimmungsveränderungen, Stress und Abgeschlagenheit entstehen oft durch zu starke Erwartungen an uns selbst und die Mitmenschen. Spüren Sie in Ihren Körper hinein: Fühlen Sie, wo Ihre Erwartungen und Ängste sich ansammeln? Im Bauch, im Magen? Atmen Sie tief ein und aus, lassen sie bewusst locker und sprechen Sie laut oder in Gedanken den Satz: »Ich bekomme, was ich brauche.«

Interview: Larissa (34 Jahre)

Sie waren jahrelang im Winter kraftlos, müde und traurig. Mit Bewegung haben Sie sich selbst aus dem Tief geholt. Wie haben Sie das geschafft?

Als es mir mal wieder so richtig schlecht ging, habe ich mich im Internet informiert und immer wieder gelesen, dass Stimmungsschwankungen oder sogar leichte bis mittelschwere Depressionen in der dunklen Jahreszeit bei vielen Menschen vorkommen. Mir reichte es, ich wollte etwas dagegen tun. Ich hatte die Erfahrung gemacht, dass mir leichte Bewegung gut tat. Auch wenn es schon dunkel wurde, ging ich nach der Arbeit noch zu Fuß zum Einkaufen oder machte mit meinem Sohn einen kleinen Schaufensterbummel. Als ich merkte, dass sich immer nach solchen kleinen Ausflügen meine Stimmung hob, beschloss ich, gezielter vorzugehen. Meine bewusste Strategie half mir aus der Antriebslosigkeit, und ich begann mich wieder zu mögen.

Welche bewusste Strategie meinen Sie?

Ich wollte mich nicht mehr zu Hause vergraben. Die frische Luft im Park ganz in der Nähe meiner Wohnung gab mir Energie. Weil ich schon ahnte, dass ich mich nicht immer aufraffen würde, habe ich mich im Fitnessstudio angemeldet. Das kostet Geld, und deshalb will man es dann auch ausnützen. Außerdem trifft man andere Fitnessbegeisterte, auch viele Anfänger. An zwei, drei Tagen der Woche bin ich ins Studio gegangen und habe dort zur Belohnung auch kleine Wellnesszeiten mit Sauna und Solarium genossen. Der Erfolg hat sich ziemlich schnell eingestellt: Ich mochte mich selbst und meine Umgebung wieder viel besser leiden. Ich bin fröhlicher, selbstbewusster und fühle mich sehr viel glücklicher – und wenn das Licht draußen etwas nachlässt, kommt es mir nicht mehr so beängstigend und finster vor wie früher.

KLEINE SCHRITTE
Sie müssen nicht gleich einen Marathon laufen oder an der Tour de France teilnehmen – schauen Sie sich im Alltag nach Bewegungsmöglichkeiten um.

Haben Sie noch andere Bewegungsformen ausprobiert?

Nach einigen Besuchen im Fitnessstudio hat es mich doch raus in die Natur gezogen. Ich habe begonnen, locker zu joggen. Dabei kann ich den Himmel sehen und die Bäume über mir rauschen hören. Das ist ein schöner Kontrast zu meinem Alltag in der Stadt und all der Hektik. Da ist doch jeder in Eile. Wenn ich morgens zum Laufen gehe, genieße ich die Lebendigkeit des Waldes, ich kann im wahrsten Sinne des Wortes aus mir herausgehen. Außerdem habe ich mich im Yogastudio bei mir um die Ecke angemeldet. Yogaübungen steigern merklich meine Konzentrationsfähigkeit. Ich merke deutlich, dass ich mich im Alltag besser auf mich und meine Aufgaben konzentrieren kann und weniger von den Eindrücken aus der Umwelt abgelenkt bin. Alles klappt viel geschmeidiger! Ich handhabe die Besuche im Yogastudio ganz spontan und flexibel. Wenn es im Winter schneller dunkel wird, gehe ich meistens am Morgen laufen und am Abend zum Yoga. Das ist für mich die angenehmste Kombination.

Haben Sie ein Geheimrezept, wie Sie den inneren Schweinehund besiegen, wenn Sie mal nicht so viel Lust auf Bewegung haben?

Ja, und es klappt sogar meistens. Ich stelle mir meine Schuhe hin und sage zu mir selbst: »Schluss mit Nachdenken! Ich gehe einfach trotzdem zum Yoga oder zum Laufen!« ... So, wie man sich abends »trotzdem« die Zähne putzt, auch wenn man vielleicht keine Lust hat oder zu müde ist. Man weiß einfach, dass es gut ist. Manchmal schaffe ich es aber auch nicht, mich aufzuraffen. Dann weiß ich, dass ich in mein altes Lebensmuster zurückgefallen bin. Aber ich mache mir keine Vorwürfe deswegen! Am nächsten Tag sage ich einfach »Kommt vor!« und gehe abends gemütlich zum Yoga.

TROTZDEM!
Sagen Sie einfach »Aus!«, wenn Ihr innerer Schweinehund zu laut bellt ...

Modul 2: Wege aus dem Stimmungstief

Sie haben in der letzten Zeit oft oder gelegentlich Stimmungsschwankungen durchlebt, wie wir sie auf Seite 58 beschrieben haben – nun aber scheint es, als steckten Sie im Stimmungstief fest. Sie können viele Dinge nur noch negativ betrachten. Sie reagieren aggressiv auf Anforderungen aus Ihrem Umfeld, verspüren gar keinen Elan und wollen sich am liebsten immer nur zurückziehen. Natürlich gibt es Gründe für eine solche Schieflage Ihrer Stimmung. Trotzdem wäre es vergeudete Zeit, wenn Sie nur noch über die Ursachen nachgrübeln würden. Je länger Sie in einem Zustand von Selbstmitleid und eventuell Selbstvorwürfen verharren, desto länger dauert es, wieder herauszukommen!

Die Anregungen von Modul 2 helfen Ihnen, das Leben wieder leichter zu nehmen. So manches Problem löst sich dabei in Luft auf, Sie entdecken neue Sichtweisen und tanken Energie. Wenn Sie zwischendurch das Gefühl haben, »nicht durchzuhalten«, dann suchen Sie Unterstützung bei einem guten Freund oder einer guten Freundin. Tauschen Sie Gedanken aus, gehen Sie ins Kino, bewegen Sie sich gemeinsam.

»Gebrauchsanleitung« für Modul 2

Die in der Tabelle auf den folgenden Seiten angegebenen Zeiten für Ausdauersport und die vorgeschlagene Anzahl der Trainingseinheiten sollten Sie möglichst weitgehend einhalten – die Regelmäßigkeit bringt den Erfolg! Wenn Ihnen aber an einem Tag partout nicht nach Bewegung ist, ruhen Sie sich einfach zu Hause aus und verschieben das Training auf einen anderen Tag der Woche. Oder Sie kürzen die Ausdauerphase ab, machen aber auf jeden Fall die vorgeschlagenen Übungen, wenn Sie mögen, auch mit mehr Wiederholungen.

Planen Sie auch alltägliche Freizeitaktivitäten wie Kinobesuch, Fernsehabend, ein Telefonat mit einer guten Freundin … ganz bewusst ein. Dies ist »Ihre« Zeit – versuchen Sie, wieder mehr den Moment zu genießen!

Wenn Sie die Anregungen von Modul 2 in die Tat umgesetzt haben, können Sie mit Modul 1 (ab Seite 58) fortfahren.

Mentale Einstimmung zu Modul 2

Bestimmt fragen Sie sich öfter, worin Ihre negativen Gefühle begründet sind und warum sie manchmal so aus heiterem Himmel auftauchen. Beobachten Sie sich in den nächsten Tagen mal genauer: Gibt es bestimmte äußere oder innere Einflüsse, die dafür mitverantwortlich sind, dass Sie so wenig Energie spüren? Schlafen Sie möglicherweise schlecht (siehe auch Seite 77)? Essen Sie zu wenig, zu viel oder immer nur nebenbei, nie etwas richtig Leckeres in Ruhe? Gibt es aktuell irgendwo ständigen Ärger: im Job, in der Familie, mit Nachbarn …? Ist Ihre berufliche oder private Umgebung von Lärm und Hektik bestimmt? Haben Sie kaum noch Zeit für Dinge, die Sie am liebsten tun? Wenn Sie wissen oder ahnen, wo die Ursachen liegen, können Sie in eigener Sache aktiv werden und auch Ihr Trainingsziel besser definieren. Also: Nicht nur denken, sondern vor allem handeln!

Wenn Sie in der letzten Zeit nicht mit sich selbst zufrieden waren, egal in welchem Bereich, dann setzen Sie sich noch heute ein konkretes Ziel. Natürlich muss es in absehbarer Zeit erreichbar sein. Formulieren Sie Ihr Ziel, etwa so: »Ich möchte heute fünf Minuten länger laufen – egal, wie schnell« oder »Bis zum Ende der Woche will ich mein Laufpensum allmählich auf 60 Minuten steigern«. Weniger förderlich wäre: »Heute zeige ich mir, wie gut ich bin, und beginne mich auf den Marathon in zwei Monaten vorzubereiten.«

GU-ERFOLGSTIPP

Oft vergessen wir zu trinken. Dabei ist es so wichtig für unseren Stoffwechsel – und damit auch entscheidend für unsere gute Stimmung. Ein Trick: Koppeln Sie das Trinken an eine andere Tätigkeit. Stellen Sie Ihre Wasserflasche oder Teekanne neben das Telefon oder auf Ihren Schreibtisch. Trinken Sie zum Beispiel immer nach dem Telefonieren oder jedes Mal, wenn Sie den Schreibtisch verlassen. Das Gehirn speichert solche Verknüpfungen sehr leicht ab, und mit der Zeit läuft der Vorgang automatisch ab. Es funktioniert!

Modul 2 – Woche 1

Montag

Machen Sie heute den Stimmungstest (Seite 56).

Morgens
Lüften Sie gründlich. Lockern Sie Ihren Körper mit einfachen Übungen im Stand: Hüftkreisen (Seite 101), Armkreisen (Seite 101).

Nachmittags/früher Abend
Rufen Sie eine gute Freundin oder einen guten Freund an und lassen Sie sich zu neuen Sichtweisen inspirieren.

Dienstag

Morgens
Zum Aufstehen hören Sie Ihre Lieblingsmusik.

Nachmittags/früher Abend
Gehen Sie in einer ruhigen Naturumgebung spazieren.

Abends
Denken Sie noch einmal an das Telefonat von gestern: Welche Erkenntnisse hat es gebracht? Schreiben Sie Ihre Gedanken in ein Tagebuch.

Mittwoch

Morgens
Lassen Sie frische Luft durch Ihre Wohnung strömen. Lockern Sie Ihren Körper mit einfachen Übungen im Stand: Hüftkreisen (Seite 101), Armkreisen (Seite 101).

Abends
Genießen Sie einen Film – vielleicht im Kino? Ziehen Sie ruhig mal allein los: Viele Menschen lieben es, sich nach dem Film ungestört den eigenen Gedanken und Gefühlen zu widmen.

Donnerstag

Morgens oder abends
Fahren Sie etwa eine Stunde Fahrrad. Nutzen Sie die Radtour, um kleine Erledigungen mit einzubeziehen.

Nachmittags/früher Abend
Mit Ihrem Trainingspartner 60 Minuten Walking (Seite 112) oder Nordic Walking (Seite 114).

Abends
Schwelgen Sie in einem warmen Bad.

Freitag

Morgens
Genießen Sie in aller Ruhe Ihr Frühstück. Stellen Sie sich das auf den Frühstückstisch, was Sie am liebsten essen.

Nachmittags
Walking oder Nordic Walking mit Trainingspartner. Die dynamischen Bewegungsabläufe heben Ihre Stimmung. Die leichte Bewegung strengt kaum an und erlaubt es Ihnen, sich unterwegs zu unterhalten.

Wochenende

Morgens
Nehmen Sie sich für alles, was Sie tun möchten, Zeit. Unerledigtes verschieben Sie einfach.

Nachmittags
30 Minuten Nordic Walking (Seite 114) oder Laufen (Seite 116). Danach dehnen Sie Ihre Beinvorderseite (Seite 107) und Beinrückseite (Seite 107).

Abends
Reichlich Wasser trinken.

Modul 2 – Woche 2

Montag

Morgens oder abends
Lüften Sie gründlich. Lockern Sie Ihren Körper mit einfachen Übungen im Stand: Hüftkreisen (Seite 101), Armkreisen (Seite 101), Waageübung (Seite 104).

Nachmittags
Planen Sie eine Wanderung für das Wochenende, möglichst auf einen nahegelegenen Hügel oder Berg oder an einen See oder das Meer.

Dienstag

Morgens
Laufen Sie für 5 Minuten auf der Stelle, das verschafft Ihrem Körper einen Energiekick.
Danach: Kniebeuge (Seite 103).

Nachmittags
Schauen Sie im Outdoor-Laden, ob Sie noch etwas für die Wanderung am Wochenende brauchen. Eine schöne neue Wasserflasche, eine neue Regenjacke ... Das steigert die Vorfreude.

Mittwoch

Morgens
40 Minuten Ausdauertraining (ab Seite 111). In einer Trainingspause: Beine dehnen (Seite 107). Nach dem Training: Der Berg (Seite 102).

Nachmittags
Laden Sie jemanden für ein kleines, leichtes Abendessen ein.

Abends
Genießen Sie gemeinsam.

Donnerstag

Morgens
Lüften Sie gründlich. Lockern Sie Ihren Körper mit einfachen Übungen im Stand: Hüftkreisen (Seite 101), Armkreisen (Seite 101).

Abends
Lassen Sie sich mit einem duftenden Öl massieren oder verabreichen Sie sich selbst eine Fußmassage (Buchtipps siehe Seite 123).

Freitag

Morgens
40 Minuten Ausdauertraining (siehe ab Seite 111). In einer Trainingspause: Beinrückseite dehnen (Seite 107), Beinvorderseite dehnen (Seite 107), Der Berg (Seite 102).

Mittags/Nachmittags
Kaufen Sie Proviant für Ihre Wanderung ein: Brot, Käse, Äpfel, etwas Schokolade ... Stellen Sie alles nötige Zubehör für die Wanderung bereit.

Wochenende

Morgens
Frühstücken Sie reichlich mit Vollkornbrot, Käse, Früchten, Joghurt und Ihrem Lieblingstee.

Vormittags
Die Wanderung beginnt. Auf einem Berg oder an einem Gewässer zu stehen gibt Ihnen das Gefühl, dass Sie Ihr Tief schon hinter sich gelassen haben.

Abends
Entspannendes Sprudelbad.

Montag

Morgens
Bestimmt sind Sie von Ihrer Wanderung noch etwas müde. Schlafen Sie wenn möglich aus. Reichlich Wasser trinken.

Abends
Rufen Sie Ihre Wanderfreunde an, ob sie gut zu Hause angekommen sind.

Dienstag

Morgens
40 Minuten Ausdauertraining (siehe ab Seite 111). In einer Trainingspause: Beinrückseite dehnen (Seite 107), Beinvorderseite dehnen (Seite 107). Nach dem Training: Yogaübung Berg (Seite 102), Waage (Seite 104).

Nachmittags/früher Abend
Kaufen Sie frisches Gemüse und Meeresfisch. Bereiten Sie ein leckeres Abendessen zu und genießen Sie es in Ruhe.

Mittwoch

Morgens
Lüften Sie gründlich. Lockern Sie Ihren Körper mit einfachen Übungen im Stand: Hüftkreisen (Seite 101), Armkreisen (Seite 101).

Nachmittags
Rufen Sie einen Freund an, um sich für morgen Nachmittag/Abend zum Walking oder Nordic Walking zu verabreden.

Donnerstag

Nachmittags/früher Abend
Bauen Sie ins gemeinsame Walking oder Nordic Walking auch Partnerübungen ein: Huckepack mit Stöcken (Seite 105), Dampflok (Seite 105), »Schulter an Schulter« (Seite 99).

Abends
Genug getan für heute! Kuscheln Sie sich gemütlich aufs Sofa, und lesen Sie in einem schönen Roman.

Freitag

Morgens oder abends
Verlängern Sie die Zeit für Ihr Ausdauertraining auf 50 oder mehr Minuten (ab Seite 111). In einer Trainingspause: Beinrückseite dehnen (Seite 107), Beinvorderseite dehnen (Seite 107). Nach dem Training: Der Berg (Seite 102).

Abends
Belohnen Sie sich mit einem Besuch in der Sauna.

Wochenende

Morgens
Genießen Sie in aller Ruhe Ihr Frühstück: mit Ihrem Lieblingsknuspermüsli, frischem Obst, einem Ei mit Butterbrot, Milchkaffee, Orangensaft ...

Abends
Bestimmt sind Sie schon fast aus Ihrem Stimmungstief heraus. Lassen Sie die Woche gemeinsam mit Freunden gemütlich und gesellig ausklingen.

Modul 2 – Woche 4

Montag

Morgens
Fahren Sie etwa eine Stunde Fahrrad. Nutzen Sie die Radtour, um kleine Erledigungen zu machen. Fahren Sie einfach nach Lust und Laune.

Nachmittags
Bringen Sie einen Kasten gutes Mineralwasser auf dem Fahrradgepäckträger nach Hause und trinken Sie gleich mal reichlich.

Dienstag

Morgens
Lassen Sie frische Luft durch Ihre Wohnung strömen.

Nachmittags/früher Abend
Nordic Walking mit Trainingspartner. Sprechen Sie mit ihrem Partner über Themen, die Ihnen während der Runde durch den Kopf gehen.

Abends
Entspannen Sie gemütlich auf Ihrer Couch.

Mittwoch

Morgens
Lockern Sie Ihren Körper mit einfachen Übungen im Stand: Hüftkreisen (Seite 101), Armkreisen (Seite 101), Der Berg (Seite 102), Waage (Seite 104).

Donnerstag

Laufen Sie 5 Minuten auf der Stelle, das verschafft Ihrem Körper einen Energiekick. Danach: Kniebeuge (Seite 103), Waageübung (Seite 104), Beinrückseite dehnen (Seite 107), Beinvorderseite dehnen (Seite 107).

Nachmittags/früher Abend
Gehen Sie mit Ihrem Partner oder einem Freund spazieren. Oder gehen Sie zusammen schwimmen.

Freitag

Morgens
Lockern Sie sich mit Übungen im Stand: Hüftkreisen (Seite 101), Armkreisen (Seite 101).

Nachmittags/früher Abend
Gönnen Sie sich ein gemütliches Nickerchen, dann stehen Sie erfrischt wieder auf.

Abends
Tun Sie etwas Schönes: Musik hören, vergessene Kleidungsstücke anprobieren, ausgehen ...

Wochenende

Morgens
Endlich mal wieder schön lange ausschlafen!

Nachmittags
Bauen Sie ins Nordic Walking auch Partnerübungen ein: Huckepack mit Stöcken (Seite 105), Dampflok (Seite 105), »Schulter an Schulter« (Seite 99).

Abends
Machen Sie den Stimmungstest (Seite 56).

Tipps für das Bewegungstraining ohne Partner

Das Stimmungstief ist eine etwas stärkere Form des seelischen Ungleichgewichts. Wer »tief unten« ist, braucht Kraft, um wieder nach oben zu kommen. Diese Kraft haben Sie – und Sie können sie wiederentdecken. Versuchen Sie, sich positiv »umzuprogrammieren« (siehe Seite 27), und probieren Sie die Übungen und Anregungen aus der Tabelle auf den vorigen Seiten.

Wenn Sie allein üben, kann es sein, dass Ihnen zwischendurch die Motivation ausgeht. Das geht vielen Menschen so. Machen Sie sich klar: Sie werden von niemandem bewertet – höchstens von sich selbst. Lassen Sie Ihre Schwächen und Fehler doch einfach zu. Falls Ihnen eine Übung nicht gelingt, probieren Sie eine andere aus – es gibt ja genug. Falls Sie eine Laufstrecke nicht in einem Stück schaffen, dann legen Sie eine Pause ein.

Tipps für das Bewegungstraining zu zweit

Es ist nicht auszuschließen, dass Ihr Trainingspartner etwas von Ihrer gedrückten Stimmung »abbekommt«. Stimmungen werden übertragen, ob bewusst oder unbewusst. Bitten Sie Ihren Partner zuvor, es nicht persönlich zu nehmen, falls Spannungen auftreten. Nehmen Sie aber seine Anregungen auf, wenn er seine Besorgnis ausdrückt. Lassen Sie sich ruhig von Ihrem Trainingspartner anspornen und loben. Und nutzen Sie die vorgeschlagenen Partnerübungen; dabei lassen sich Spannungen abbauen. Sagen Sie, was Sie möchten und was nicht – eine gute Übung!

Vereinbaren Sie einen festen Zeitrahmen für die gemeinsamen sportlichen Interessen. Belohnen Sie sich hin und wieder gemeinsam, etwa mit einem Eis am Nachmittag nach dem Training.

Eine Belohnung ist fällig

Brauchen Sie neues Equipment für Ihren Sport? Ein atmungsaktives T-Shirt, Funktionsunterwäsche, spezielle Walkingschuhe (falls Sie bisher Joggingschuhe verwendeten), eine ganz leichte Sportregenjacke, damit Sie auch bei Nieselwetter rauskönnen? Ein kleiner Einkauf im guten Fachhandel steigert die Laune und macht Lust auf die nächste Trainingseinheit. Gönnen Sie sich das!

Wichtige Helfer: Freunde und Familie

Die Menschen, die Ihnen am nächsten stehen, machen sich Gedanken darüber, warum es Ihnen oft nicht gut geht. Es ist für sie nicht leicht, die richtigen Worte zu finden – vielleicht auch weil Sie manchmal recht empfindlich reagieren. Geben Sie ihnen die folgenden Tipps zu lesen:

Tipps für nahestehende Personen

> Reden Sie nicht um den heißen Brei herum: Sprechen Sie Ihr Befremden offen aus. Kritisieren Sie dabei aber nicht, bleiben Sie sachlich.
> Seien Sie nicht enttäuscht, wenn Ihre Anregungen nicht sofort auf Begeisterung stoßen. Der Betroffene soll ja inspiriert werden, etwas zu tun, was ihm zusagt und Freude bereitet. Manchmal muss man ein Hilfsangebot mehrfach vorschlagen, bevor der andere darauf eingehen kann.
> Schlagen Sie professionelle Hilfe vor, wenn Ihr Partner/Freund längere Zeit Zeichen von starker Verstimmtheit zeigt und sich sogar körperliche Symptome bemerkbar machen.

Wie sprechen Sie miteinander?

> Anstatt einen Ringkampf zu veranstalten, tanzen Sie lieber mit ihrem Gesprächspartner.
> Ein gutes Gespräch ist sanft, flexibel und einfallsreich. Ziel ist es, die Kluft zwischen aktuellem und gewünschtem Zustand zu überbrücken.
> Drücken Sie Zuversicht und Optimismus aus.
> Reagieren Sie auf Widerstand bitte keinesfalls mit Druck.
> Sprechen Sie offen und ehrlich miteinander.
> Sprechen Sie mit Wärme und Wertschätzung.
> Versuchen Sie von alltäglichen zu sportlichen Aktivitäten überzugehen. Gestalten Sie zusammen mit Ihrem Partner/Freund einen gemeinsamen Aktivitätenplan.

COOL BLEIBEN
Das Wichtigste für nahestehende Personen: die Stimmungen des anderen nicht persönlich nehmen!

Modul 3: bei starker Verstimmtheit

Sie stehen unter Dauerstress, schlafen schlecht, reagieren empfindlich auf alles, was sich Ihnen in den Weg stellt. Ihr Körper reagiert mit hohem Blutdruck, Ihr Herz rast. Sie sind permanent angespannt, und Ihre Umwelt reagiert darauf mit Missfallen.

Sie spüren genau, dass etwas nicht stimmt, wollen sich am liebsten in Ihr Schneckenhaus verkriechen und niemanden mehr sehen. Ihre Freunde signalisieren Ihnen, dass Sie sich zu Ihrem Nachteil verändert haben. Auch das möchten Sie am liebsten ignorieren und ziehen sich noch weiter zurück. Diese durch und durch negative Stimmung hält Sie bereits seit längerer Zeit in Schach.

Modul 3 enthält Bewegungsanregungen für Menschen, die ganz dicht an ihre psychischen und körperlichen Grenzen gekommen sind. Das heißt, dass Sie einen so starken Energieverlust spüren, dass scheinbar nur noch die lebenswichtigen Funktionen aufrechterhalten werden können. In einer solchen Situation ist es sehr schwer, noch an Bewegung oder aktive Kontaktaufnahme zu anderen zu denken. Denn die Bewältigung kleinster Erledigungen im Alltag fällt bereits schwer genug.

»Gebrauchsanleitung« für Modul 3

Lassen Sie sich von unseren Vorschlägen zu kleinen Aktivitäten inspirieren, die Sie in Bewegung bringen und den kreisenden Gedanken eine neue Richtung geben. Lassen Sie sich auf keinen Fall unterkriegen! Auch in kleinen Schritten kommen Sie weiter. Und mit einem gut abgestimmten Bewegungsprogramm können Sie Ihre Batterien nachladen. Natürlich können Sie, wie bei den anderen Modulen, auch hier Ihren Aktivitätenplan individuell verändern oder je nach Tagesform variieren. Versuchen Sie dabei aber immer, sich nicht allzu sehr zu »vergraben«.

Wenn Sie mit den Anregungen von Modul 3 gearbeitet haben und sich schon besser fühlen, fahren Sie mit Modul 2 fort.

Mentale Einstimmung zu Modul 3

Stimmen Sie Ihren Körper, Ihre Seele und Ihren Geist sorgfältiger auf den Tag ein, als Sie es sonst tun – vielleicht, weil die Zeit zu

TIPP
Ein hilfreiches Zitat: »Nimm dir Zeit zum Nachdenken, aber wenn die Zeit zum Handeln kommt, hör auf mit Denken und geh los.« (Andrew Jackson, 7. Präsident der USA, Gründer der Demokratischen Partei)

knapp ist, vielleicht aber auch, weil Sie es sich bewusst oder unbewusst »nicht wert sind«. Hier sind kleine Schritte gefragt: Bevor Sie heute an irgendeine Aktivität denken, versuchen Sie, zunächst einfach nur stressfrei aufzustehen. Wenn möglich etwas früher als sonst. Es ist ein schönes Gefühl, wach zu sein, wenn die Umgebung noch schläft! Genießen Sie die Morgenstunden.

Vermeiden Sie Schlafstörungen

Unsere Körpertemperatur, unser Schlaf-Wach-Rhythmus, die Herz-Kreislauf-Tätigkeit und die Hormonbildung richten sich danach, ob Tag oder Nacht ist. Wachen Sie nach dem natürlichen Rhythmus auf, so fühlen Sie sich frisch, energiegeladen und können Aufgaben leicht bewältigen. Ist Ihr Schlafrhythmus dagegen durcheinander geraten, sind Sie müde, reizbar, unkonzentriert und nicht bei der Sache. Respektieren Sie Ihre innere Uhr. Gewöhnen Sie sich an einen konstanten Einschlaf- und Aufwachrhythmus und halten Sie die Zeiten auch am Wochenende in etwa ein.

Falls Sie auf Grund Ihrer Stimmungsschwankungen häufiger am Tag und weniger gut in der Nacht schlafen, lassen Sie am besten solche Tagesschläfchen nicht mehr zu. Warten Sie, bis Sie am Abend richtig müde werden, und gehen Sie dann zu Bett. Sie werden sehen, wie sich Ihre Schlafqualität verbessert.

GU-ERFOLGSTIPP

Wer ausgewogen frühstückt, kann besser mit Stress umgehen – darüber sind sich die Fachleute einig. Falls Sie morgens wenig Hunger haben oder keine Lust, etwas vorzubereiten, probieren Sie es mit einem Fruchtjoghurt mit Knuspermüsli. Später können Sie ja einen weiteren Snack zu sich nehmen. Trinken Sie reichlich Tee oder Wasser. Ihr Stoffwechsel braucht Flüssigkeit! Nun kann Ihr Körper mehr Energie und mehr von den für die Stimmung so wichtigen Hormonen produzieren. Nur wenn Sie über genug körperliche Energie verfügen, bringen Sie auch die geistige Energie auf, um aus dem Stimmungstief herauszukommen!

Modul 3 – Woche 1

Montag

Machen Sie heute den Stimmungstest (Seite 56)

Morgens
»Wie komme ich morgens überhaupt aus dem Bett?« Mit einem großen Schluck aus der Wasserflasche und der Übung Schulterbrücke (Seite 90) fällt es leichter.

Mittagspause/Nachmittag
Gehen Sie 10 Minuten spazieren. Hören Sie unterwegs Musik.

Dienstag

Morgens
Das Aufstehen klappt viel leichter mit der Übung Radfahren im Bett (Seite 92).

Nachmittag/früher Abend
Nehmen Sie sich Zeit, einmal aufzuschreiben, was an Ihnen gut ist.

Abends
Laden Sie eine Freundin oder einen Freund zu einem halbstündigen Spaziergang ein.

Mittwoch

Morgens
Mit der Übung Schulterbrücke (Seite 90) kommen Sie besser aus dem Bett. Richten Sie sich ein schönes Frühstück her.

Nachmittags/früher Abend
Telefonieren Sie mit einer Freundin oder einem Freund. Sprechen Sie Ihre Verstimmtheit an.

Abends
Genießen Sie Ihr »heimliches« Lieblingsessen.

Donnerstag

Morgens
Um wach zu werden, helfen diese Übungen: Kniekreisen im Bett (Seite 93) und Ausfallschritt (Seite 98).

Nachmittags/abends
»Ich setze heute klare Grenzen. Gleich nach der Arbeit beginnt meine Freizeit.« Wie war Ihr Tag? Ist Ihr Beruf erfüllend? Möchten Sie etwas ändern?

Freitag

Morgens
Raus aus den Federn: Radfahren im Bett (Seite 92).
Trinken Sie einen frisch gepressten Orangensaft!

Abends
Stellen Sie sich aus den Übungen im dritten Kapitel einen Fitnessplan fürs Wochenende und die nächste Woche zusammen.

Wochenende

Morgens
Wählen Sie heute die Treppe statt des Aufzugs, steigen Sie eine Haltestelle früher aus dem Bus ...

Abends
Radeln Sie gemütlich durch Ihre Wohngegend. Was sehen Sie? Wen treffen Sie? Welche Gerüche und Geräusche nehmen Sie wahr?

Modul 3 – Woche 2

Montag

Morgens
Schon im Bett zur Wasserflasche greifen! Radfahren im Bett (Seite 92), Krokodil (Seite 97).

Nachmittags/früher Abend
Ziehen Sie sich ganz bewusst zurück.

Abends
Tauchen Sie in eine andere Welt ab – zum Beispiel indem Sie Urlaubsdias anschauen oder intensiv Musik hören.

Dienstag

Morgens
Öffnen Sie Ihr Fenster und atmen Sie tief durch. Essen Sie frisches Obst und pflegen Sie sich intensiv, bevor Sie das Haus verlassen.

Nachmittags/früher Abend
Gehen Sie mit einem Partner Ihrer Wahl zum (Nordic) Walking.

Abends
Akzeptieren Sie, dass Sie gerade nicht so gut drauf sind.

Mittwoch

Morgens
Übung mit Handtuch (Seite 94), Kniekreisen im Bett (Seite 93), Ausfallschritt (Seite 98).

Nachmittags
»Ich verdränge meine Probleme nicht länger.«

Abends
Sie haben das Gefühl, nicht weiterzukommen? Rufen Sie eine Freundin an und schildern Sie Ihre Gefühle.

Donnerstag

Morgens
Krokodil (Seite 97), Kniekreisen im Bett (Seite 93), Ausfallschritt (Seite 99).

Nachmittags
Gehen Sie auf jeden Fall wenigstens einmal vor die Tür und erledigen Sie ein paar Dinge in der Nähe Ihrer Wohnung.

Abends
»Ich lasse mich von nichts aus der Ruhe bringen.«

Freitag

Morgens
Schon im Bett zur Wasserflasche greifen! Schulterbrücke (Seite 90)

Nachmittags
30 Minuten wahlweise Gehen, Walking oder Nordic Walking, Laufen.

Abends
Erholung in der Badewanne. Stellen Sie Kerzen auf und genießen Sie die Ruhe.

Wochenende

Morgens
Frühstücken Sie reichlich. Machen Sie einen ausgedehnten Spaziergang bis zum Mittag.

Nachmittags
Genießen Sie ein Mittagsschläfchen, bis zu 20 Min.

Abends
Gehen Sie mal wieder gemeinsam mit Freunden in Ihr Lieblingsrestaurant.

Modul 3 – Woche 3

Montag

Morgens
Trinken Sie gleich nach dem Aufwachen reichlich Wasser. Radfahren im Bett (Seite 92), Bizepsübung (Seite 99).

Nachmittags
Hören Sie einmal ganz bewusst auf, an Ihren Leistungen zu zweifeln, und konzentrieren Sie sich auf das, was Sie schaffen! Zählen Sie nicht Ihre Fehler, sondern Ihre Erfolge.

Dienstag

Morgens
Krokodil (Seite 97), evtl. Schulter an Schulter (Seite 99).

Nachmittags/früher Abend
Machen Sie einen ausgiebigen Spaziergang. Das Tageslicht hebt Ihre Laune.

Abends
Johanniskraut kann die Stimmung heben (siehe Seite 30). Fragen Sie Ihren Apotheker nach einem empfehlenswerten Präparat.

Mittwoch

Morgens
Radfahren im Bett (Seite 92), Bizepsübung (Seite 99).

Nachmittags
Wenn ein quälender Gedanke auftaucht, lassen Sie ihn einfach ziehen.

Abends
Kleines Fitnessprogramm: Übung mit Handtuch (Seite 94), Kniekreisen (Seite 93), Ausfallschritt (Seite 98).

Donnerstag

Morgens
Stehen Sie mit Ihrer Lieblingsmusik auf. Lassen Sie sich von einem Freund per Weckruf mobilisieren. Wasser trinken!

Abends
»Wer sich nicht bewegt, bewegt nichts!« Auf der Couch die Beinrückseite dehnen (Seite 107). DVD-Tipp für den Abend: »Wolken ziehen vorüber«.

Freitag

Morgens
Radfahren im Bett (Seite 92), Bizepsübung (Seite 99).

Nachmittags
Motto des Nachmittags: Sie sind nicht dazu da, um die Erwartungen Ihrer Mitmenschen zu erfüllen!

Abends
Probieren Sie zwei neue Übungen für die Couch: Pullover (Seite 95), Flyings (Seite 96).

Wochenende

Morgens
Evtl. »Schulter an Schulter« (Seite 99), Ausfallschritt (Seite 98).

Nachmittags
Nordic-Walking-Treff mit Ihrem Partner. Gehen Sie ein Tempo, bei dem Sie sich noch unterhalten können. Probieren Sie eine Stunde durchzuhalten.

Abends
Entspannen auf der Couch.

Modul 3 – Woche 4

Montag

Morgens
Gehen Sie nach dem Aufstehen einen Moment vor die Tür. Atmen Sie tief frische Luft ein.

Nachmittags
Legen Sie heute alle Wege zu Fuß und mit dem rad zurück. Fahrstuhl, Auto, Bus und Rolltreppe sind tabu. Kurbeln Sie Ihren Kreislauf an.

Dienstag

Morgens
Radfahren im Bett (Seite 92), Pullover (Seite 95) und Flyings (Seite 96).

Nachmittags/früher Abend
30 bis 60 Minuten (Nordic) Walking oder Laufen.

Abends
Machen Sie viel Licht in Ihrer Wohnung an, besonders im Winter. Kunstlicht erleichtert den Übergang zur Nacht.

Mittwoch

Morgens
Stehen Sie etwas früher auf als sonst und genießen Sie ein leckeres, ausgiebiges Frühstück.

Nachmittags
Nutzen Sie das Tageslicht für Ihre Stimmung und machen Sie einen ausgiebigen Spaziergang.

Abends
Reflektieren Sie noch einmal, ob Sie professionelle Hilfe in Anspruch nehmen wollen.

Donnerstag

Morgens
Stehen Sie mit Ihrer Lieblingsmusik auf. Lassen Sie sich von einem Bekannten oder Freund per Weckruf mobilisieren.

Nachmittags
Versuchen Sie heute alle wichtigen Wege mit dem Fahrrad zu erledigen.

Abends
»Schulter an Schulter« (Seite 99).

Freitag

Morgens
Pullover (Seite 95), Flyings (Seite 96), Übung mit Handtuch (Seite 94).

Nachmittags
30 bis 60 Minuten (Nordic) Walking oder Laufen.

Abends
Sinken Sie genüsslich in den Kinosessel.

Wochenende

Morgens
Schlafen Sie sich aus. Frühstücken Sie in aller Ruhe.

Nachmittags
Machen Sie einen kleinen Radausflug mit Freunden – mit Picknick auf der Wiese oder Brotzeit im Gasthof.

Abends
Machen Sie den Stimmungstest (Seite 56). Freuen Sie sich auch über kleine Fortschritte.

SCHRITT FÜR SCHRITT

> Falls Bewegung für Sie aufgrund früherer Erfahrungen nicht sehr reizvoll ist, versuchen Sie der Bewegung eine neue positive Bedeutung für Ihr Leben zu geben. Erleben Sie kleine Genussmomente der Bewegung und steigern Sie sich dabei langsam. Zum Beispiel so:

> 1. Tag: Sie können sich kaum aufraffen, überhaupt etwas zu tun? Schlendern Sie für ein paar Minuten durch Ihre Wohnung. Loben Sie sich dafür, dass Sie den Sprung aus dem Bett geschafft haben.

> 2. Tag: Sie gehen nach dem Aufstehen zum Durchatmen fünf Minuten vor die Haustür oder in den Garten.

> 3. Tag: Unternehmen Sie morgens einen zehnminütigen Spaziergang in Ihrer Wohngegend. Schauen Sie, was sich so alles tut.

> 4. Tag: Dehnen Sie Ihren Morgenspaziergang etwas aus und gehen zwischendurch auch schon einmal flotteren Schrittes. Machen Sie eine kleine Dehnübung Ihrer Wahl (siehe Seite 107).

Tipps für das Bewegungstraining ohne Partner

Ab Seite 27 haben wir es bereits beschrieben: Wie gut Sie sich zur Bewegung aufraffen können, hängt unter anderem davon ab, was Sie bisher für Erfahrungen damit abgespeichert haben. Dabei gibt es bewusste Erinnerungen, die jederzeit abrufbar sind, und solche, die uns beeinflussen, ohne dass es uns bewusst ist.

Sie können möglicherweise nicht alle diese Ursachen ergründen und aufarbeiten – wichtig ist, nach vorn zu schauen und ab jetzt für mehr positive Erfahrungen zu sorgen. Deshalb ist gerade bei gedrückter Stimmung wichtig: Nehmen Sie sich nicht zu viel vor! Verschaffen Sie sich lieber Erfolgserlebnisse mit einem geringeren Pensum beziehungsweise leichteren Übungen.

Lockeres Ausdauertraining bringt Sie in Schwung – probieren Sie doch mal aus, ob Sie sich mit Musik besser dazu motivieren können. Laden Sie sich Ihre Lieblingsstücke auf den mp3-Player, als »Anschub« für den Anfang des Trainings oder auch für die gesamte Zeit. Bewegen Sie sich im Takt der Musik (die natürlich weder zu hektisch noch zu ruhig und auf keinen Fall zu laut sein sollte). Wetten, Sie sind hinterher überrascht, wie lang Ihre Trainingsrunde geworden ist?

Tipps für das Bewegungstraining zu zweit

Ihr Trainingspartner spürt, wenn Ihre Laune im Keller ist. Sie müssen aber Ihr Stimmungstief nicht ständig zum Thema machen. Lassen Sie sich ruhig auch einmal auf ein lockeres Gespräch über irgendein interessantes Thema ein, oder schweigen Sie gemeinsam, bis sich die Spannung durch die ersten Bewegungsaktivitäten abbaut. Die Seele braucht für Veränderung vor allem eines: Zeit!

Wenn Sie dann das Gefühl haben, gerade besonders gut über Ihre Verstimmtheit sprechen zu können oder wenn Ihnen etwas »auf der Seele brennt«, erzählen Sie davon. Ihr Trainingspartner ist Ihnen ein Vertrauter, der Ihnen gerne zuhört. Beim Reden und Erzählen kann Ihr Missmut langsam schwinden.

Nehmen Sie die Hilfe an. Lassen Sie sich auf die Vorschläge Ihres Partners für Bewegungs- und andere Aktivitäten ein, wenn Ihnen der Antrieb fehlt. Seine Anwesenheit kann Sie wirkungsvoll motivieren, seine Energie kann Sie anstecken. Wenn Sie dies zulassen, verschaffen Sie auch Ihrem Trainingspartner ein Erfolgserlebnis und geben ihm auf diese Weise sehr viel für seine Hilfe zurück.

Sich selbst und andere belohnen

Sie haben sich immer wieder aufgerafft, obwohl Sie oft nicht glaubten, es zu schaffen. Jetzt ist eine Belohnung fällig! Laden Sie Ihren Trainingspartner oder eine Freundin/einen Freund, der oder die für Sie da war, in Ihr Lieblingsrestaurant ein.

TIPP: Anschaulich erzählen

Erzählen Sie Ihrem Partner in Bildern, Farben oder Klängen von Ihrer aktuellen Stimmung. Welche Landschaft passt dazu? Welches Wetter? Welche Farben verbinden Sie mit Ihren verschiedenen Stimmungen? Wenn Ihre Stimmungen ein altes oder modernes Musikstück wären, wie würden sie dann klingen? Auf diese Weise kann sich der andere besser in Sie hineinfühlen, hört gespannt zu – und Sie selbst werden sich bewusster, dass es in Ihrem Leben helle ebenso wie dunkle, beschwingte wie traurige Momente gibt. Wer weiß, vielleicht werden Sie ja zum Dichter oder schreiben mal eine Kurzgeschichte zum Thema Stimmungen?

Erfahrungsbericht: Anna (42 Jahre)

»Über viele Jahre litt ich an depressiver Verstimmtheit. Wegen dieser Verstimmungen war ich schon einige Zeit krankgeschrieben. Ich wollte gar nicht mehr aus dem Haus gehen, igelte mich total ein.

Als mir eine Bekannte sagte, Sie wolle mit Nordic Walking beginnen und suche nach einer Trainingspartnerin, habe ich erst dankend abgelehnt – unter den Augen wildfremder Spaziergänger in Sportkleidung und mit Stöcken durch den Park hetzen? Nichts für mich!

Zum Glück ließ meine Bekannte nicht locker, sie organisierte mir sogar fürs Erste leihweise ein Paar Nordic-Walking-Stöcke. Und so trafen wir uns zum ersten Mal. Eigentlich war ich ganz froh, dass ich einen Grund hatte rauszugehen, denn meine Wohnung bedrückte mich langsam.

Wir haben es locker angegangen, denn auch sie war ja Anfängerin. Ich hatte anfangs noch viele Bedenken, aber nach den ersten gemeinsamen Stunden haben sie sich aufgelöst. Meine Trainingspartnerin und ich haben uns gut abgestimmt – wenn eine nicht mehr konnte, hat die andere eben auch einen Gang runtergeschaltet. Sie kannte sich mit der Sportart schon etwas aus und hat meine Fragen dazu hilfreich beantwortet.

Wir sind regelmäßig zweimal die Woche gemeinsam durch den Wald gelaufen. Wenn meine Bekannte keine Zeit hatte, ging ich später ab und zu auch allein los. So habe ich die Ruhe im Wald genießen gelernt.

Die häufige Bewegung hat mein Leben verändert. Ich fühle mich immer wohler. Ich fand meine Lust am Essen wieder und wurde im Alltag wesentlich entscheidungsfreudiger. Außerdem hörte ich mit dem Rauchen auf und entdeckte ein lang vernachlässigtes Hobby wieder – das Tanzen. Das Leben fing an, mir wieder Spaß zu machen.

ENERGIEAUSTAUSCH

Ist Ihr Trainingspartner fitter als Sie? Machen Sie sich nicht zu viele Gedanken darum, der Spaß an gemeinsamer Bewegung steht für Sie beide im Vordergrund.

Halten Sie die gute Laune fest!

Sie haben mit unseren Anregungen gute Erfahrungen gemacht und erlebt, dass regelmäßige Bewegung Ihnen gut tut. Nun sollten Sie diesen Erfolg sichern und dürfen auf keinen Fall wieder zum Bewegungsmuffel werden! Bleiben Sie mit Ihrem Bewegungsprogramm am Ball, weiten Sie es vielleicht sogar nach und nach aus. Wenn Sie Ihr Bewegungsprogramm häufig genug wiederholen, beherrschen Sie die Bewegungsabläufe bald so gut, dass Sie gar nicht mehr darüber nachdenken müssen. Umso mehr können Sie die Aktivität an der frischen Luft oder zu Hause genießen. Irgendwann werden Sie feststellen, dass Ihnen ohne Ihr Bewegungsprogramm etwas fehlt. Das ist ein sehr gutes Zeichen! Ihr persönliches Erfolgsmodul ist zum festen Bestandteil Ihrer Lebensgestaltung geworden. Bravo! Sollte Ihre Motivation leicht abfallen, denken Sie daran, wie gut Sie sich gefühlt haben, als Sie die ersten Male vom Laufen oder (Nordic) Walking zurückkamen. Versetzen Sie sich intensiv in diesen körperlichen Zustand hinein. Dann ruft Ihr Körper automatisch nach mehr. Es funktioniert! Jetzt wissen Sie, »wie es geht«. In Zukunft können Sie sich immer mehr von unseren Modulen lösen. Bauen Sie sich Ihr ganz persönliches Bewegungs- und Aktivitätenprogramm. Sie können alle Bewegungselemente aus diesem Buch beliebig miteinander kombinieren, Übungen abwandeln, neu dazugelernte einfügen …

Sie haben eine Belohnung verdient!

Jetzt dürfen Sie sich ruhig auf die Schulter klopfen. Kaufen Sie sich etwas, was Sie sich immer schon mal leisten wollten. Legen Sie ein Erfolgstagebuch oder Glückstagebuch an. Dokumentieren Sie alle schönen Dinge, die Ihnen Freude machen und gute Laune bescheren. Zum Beispiel das leckere Essen mit einer Freundin, die neue Bekanntschaft aus dem Urlaub, angenehme Träume und so weiter. Kleben Sie alles ein, was Sie als wertvoll empfinden: Fotos, Kinokarten, Postkarten, Briefe, interessante E-Mails … Halten Sie auch Ihre kleinen und großen Bewegungs- und Fitness-Erfolge fest. Blättern Sie Ihr Erfolgstagebuch immer wieder mal durch und freuen Sie sich daran, was Sie geschafft haben.

TIPP

Wenn Sie Ihre Fitnessübungen »im Schlaf« beherrschen, probieren Sie mal etwas Neues aus. Dem Körper tut es gut, wenn er neue Erfahrungen sammelt! Vielleicht legen Sie sich ein tolles neues Fahrrad zu oder melden sich beim Kung Fu an. Im Anhang auf Seite 120 finden Sie zahlreiche Buchtipps zu empfehlenswerten Bewegungsformen und aktuellen Fitnesstrends.

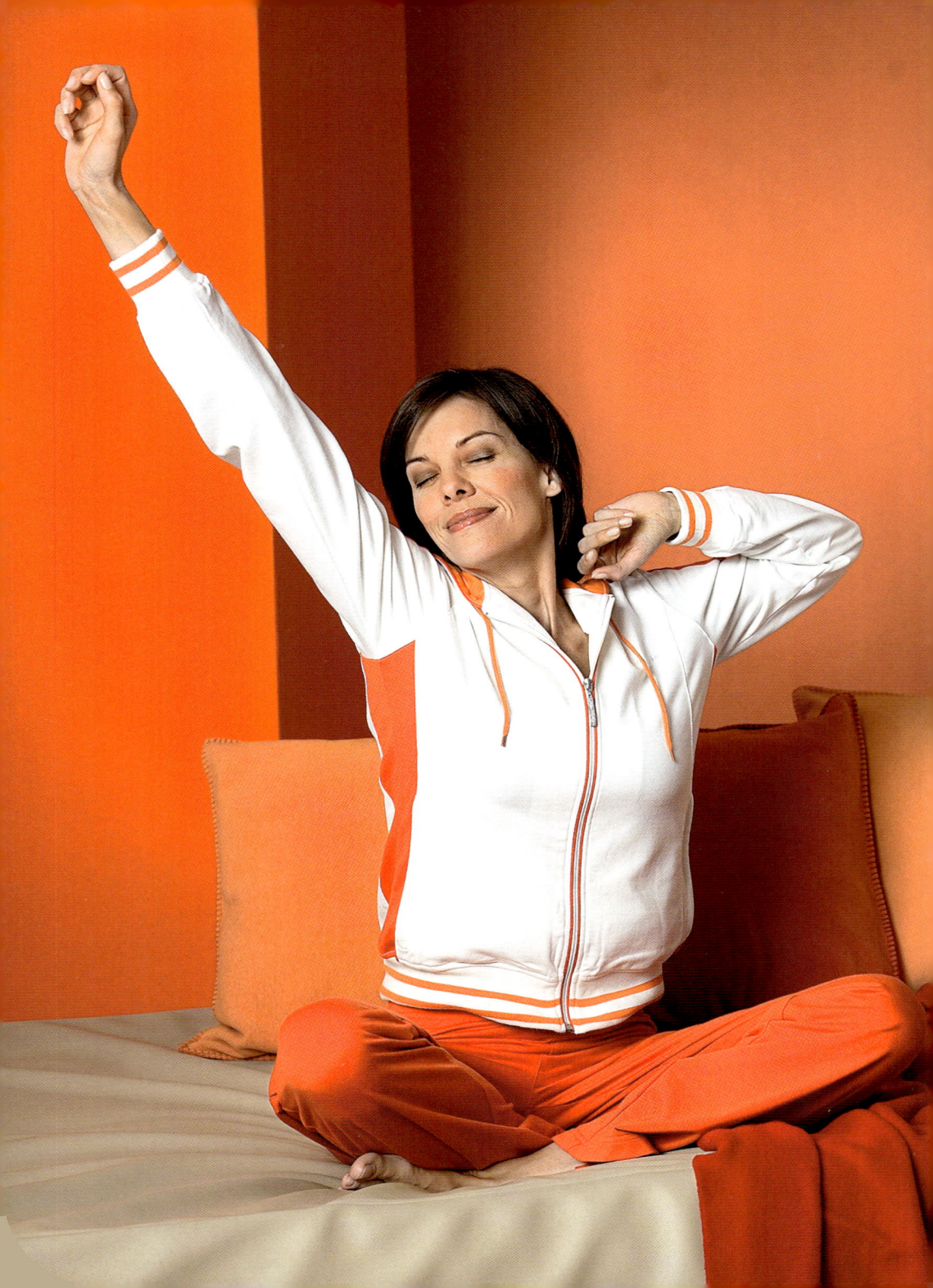

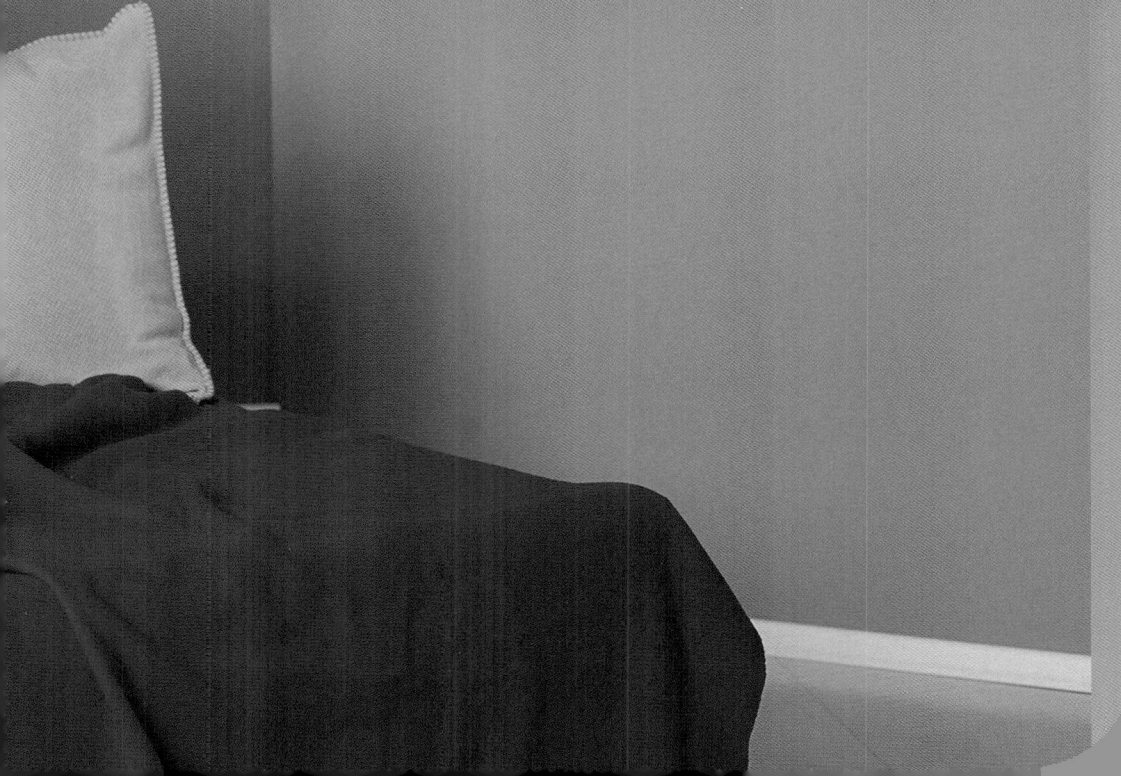

BEWEGUNGSVARIANTEN FÜR IHRE STIMMUNG

Hier finden Sie 24 unterschiedlich anspruchsvolle Übungen für drinnen und draußen sowie Anleitungen und Tipps zu bewährten Ausdauersportarten.

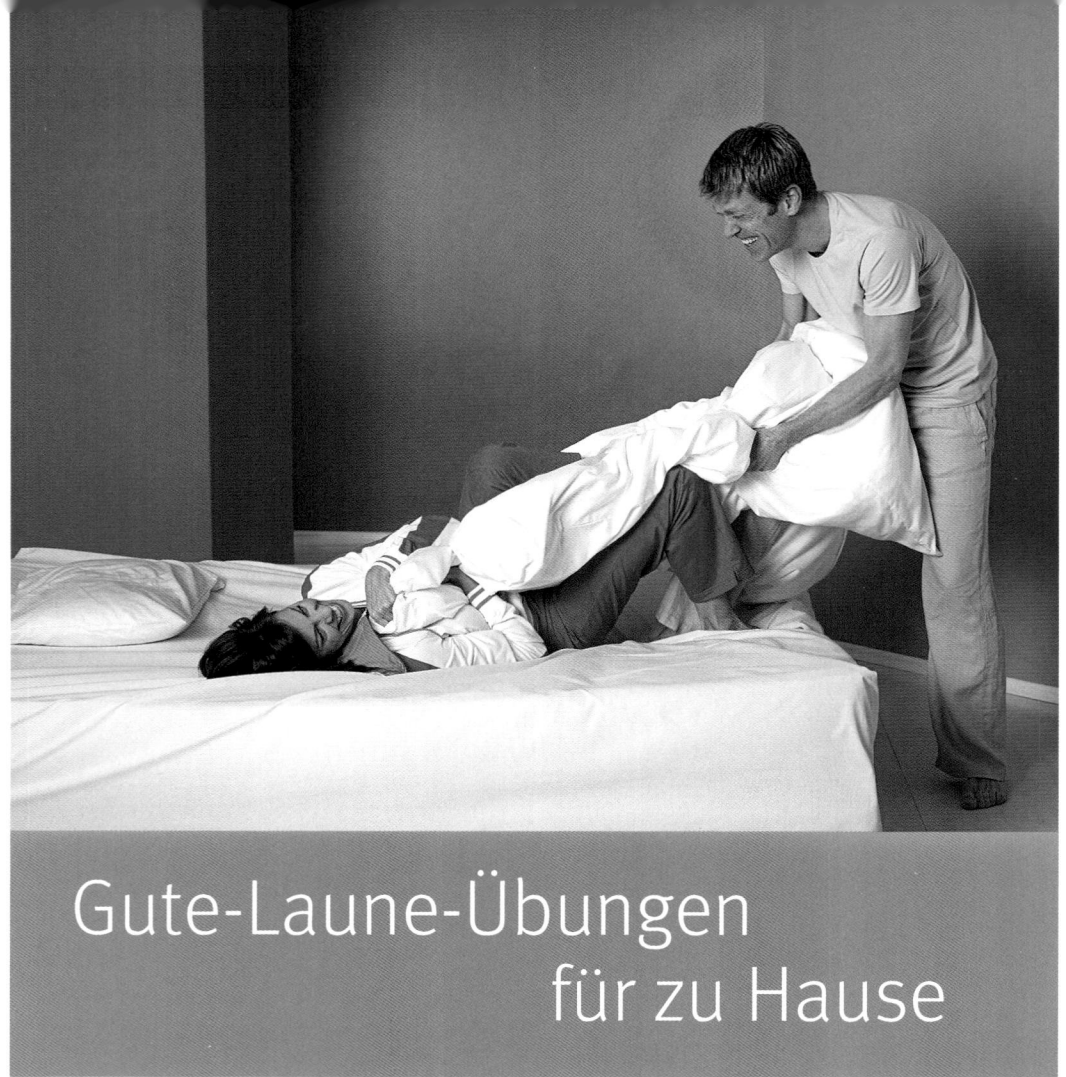

Gute-Laune-Übungen
für zu Hause

Es gibt solche und solche Tage – und an manchen fehlt es Ihnen
völlig an Energie. Doch auch wenn Sie wenig Antriebskraft spüren, sollten Sie etwas für Ihre Stimmung tun. Alle Übungen in
diesem Abschnitt können Sie in Ihren vier Wänden machen, und
für die »ersten Versuche« müssen Sie noch nicht einmal aus dem
Bett aufstehen! Wenn sie sich besser fühlen, können Sie die
Übungen auch an der frischen Luft machen. Bauen Sie sie nach
Lust und Laune in Ihren Aktivitätenplan (siehe Seite 43) ein.

Bewegungsanregungen im Liegen

Wenn Sie sich gerade ziemlich »down« fühlen, kommen Sie vielleicht morgens nur schwer aus dem Bett oder wollen sich tagsüber einfach nur auf Ihre Couch zurückziehen. Für die folgenden Übungen können Sie deshalb ruhig liegen bleiben – aber nicht unter der kuscheligen Decke! Auch für eine Matte auf dem Boden sind die Übungen bestens geeignet. Die einfachen Übungen helfen Ihnen dabei, mit dem Grübeln aufzuhören, das oft gleich nach dem Aufwachen einsetzt. Kreislauf und Gehirn werden von der sanften Bewegung angeregt. Möglicherweise spüren Sie plötzlich den Impuls: »Jetzt schaffe ich es – ich stehe einfach auf.«

Dem Atem nachspüren

Beobachten Sie Ihren Atem: Ist er eher schnell oder langsam? Wird er durch bedrückende, sorgenvolle Gedanken verändert, die sich nach dem Aufwachen einstellen? Atmen Sie ein paar Mal ganz ruhig ein und aus. Lassen Sie Ihren Atem einfach strömen. Versuchen Sie, dieses gleichmäßige Fließen des Atems auch während der Übungen beizubehalten.

Annehmen, was ist

Die Übungen in der »Waagrechten« verlangen Ihnen keine sportlichen Höchstleistungen ab. Niemand erwartet, dass Sie in zehn Sekunden von null auf hundert kommen! Achten Sie auf einen gleichmäßigen, »sauberen« Bewegungsablauf, das steigert die positive Wirkung der Übungen. Bewerten Sie aber nichts, sondern lassen Sie jede Übung einfach geschehen. Ihr Körper spürt, was gut für ihn ist. Möglicherweise tauchen gerade in der Bewegung störende Gedanken auf – ein gutes Zeichen dafür, dass sich »etwas löst«! Lassen Sie die Gedanken einfach weiterziehen. Wenn Sie mögen, legen Sie Musik auf – ruhige oder temperamentvolle, ganz wie Sie wollen.

WICHTIG
Lesen Sie zum Üben im Liegen auch noch mal die Tipps ab Seite 50.

GU-ERFOLGSTIPP

Ob Ihnen die Gründe für Ihre negative Stimmung bewusst sind oder nicht: Halten Sie die schlechte Laune nicht fest! Richten Sie ihr keinen Stammplatz in Ihrer Wohnung und in Ihrem Leben ein. Vielleicht zweifeln Sie zu Beginn an dem Erfolg Ihres Bewegungsprogramms. Ihre Sorgen und bedrückenden Stimmungen erscheinen Ihnen übermächtig. Aber mal ehrlich, auf welche Art können Sie Ihre Probleme besser lösen: indem Sie sie täglich von allen Seiten beleuchten – oder indem Sie sich ein bisschen zusätzliche Energie holen und sich Freiräume für neue Gedankenwege verschaffen?

Die Schulterbrücke

Diese Übung stärkt Ihre Wirbelsäule und macht sie beweglicher. Sie nehmen neue Kraftimpulse wahr, sind gelöster und spüren frische Energie. Fühlen und stärken Sie Ihr Rückgrat!

> Sie liegen auf dem Rücken. Ihre Arme ruhen mit den Handflächen nach unten neben dem Körper. Stellen Sie Ihre Beine parallel nebeneinander auf. Die Unterschenkel sind senkrecht.

> Ziehen Sie Ihr Kinn leicht zur Brust, damit Ihr Nacken bei der Übung gerade bleibt.

WICHTIG

Ihre Schultern liegen locker und entspannt auf, so als wollten Sie ganz tief in die Unterlage hineinsinken.

Ausführung allein

1 > Nun drücken Sie Ihre Fersen kräftig in die Unterlage und heben Ihr Becken an, so als wollten Sie es hoch zur Zimmerdecke schieben. Spannen Sie dabei Ihre Gesäßmuskeln an.

> Halten Sie diese Position etwa 10 Sekunden und senken Sie Ihr Becken dann langsam wieder auf die Unterlage ab.

> Insgesamt 3-mal wiederholen.

1 3-mal

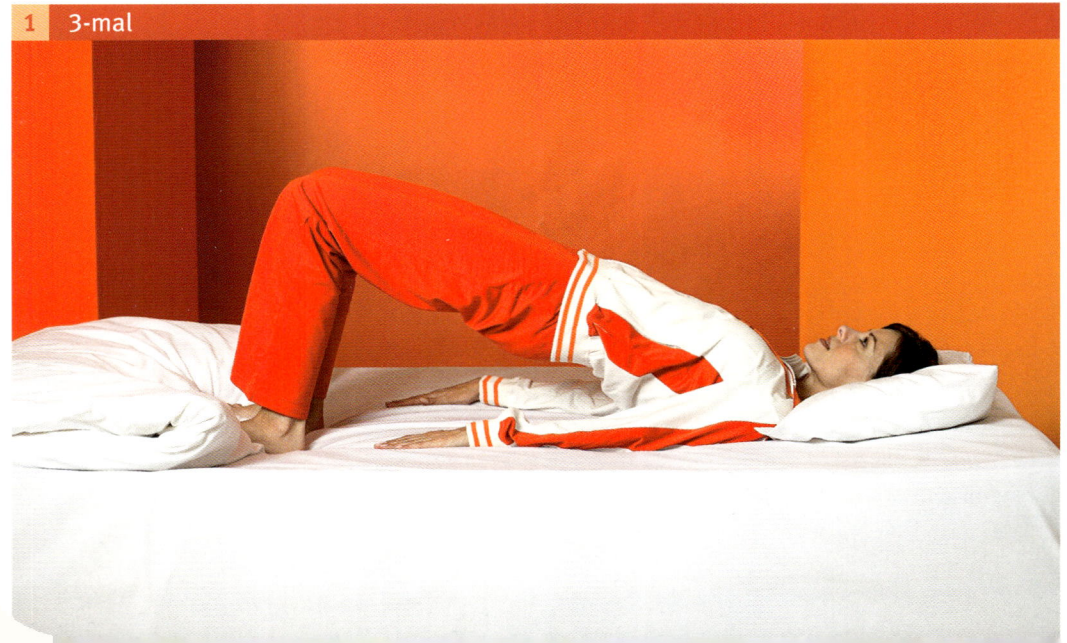

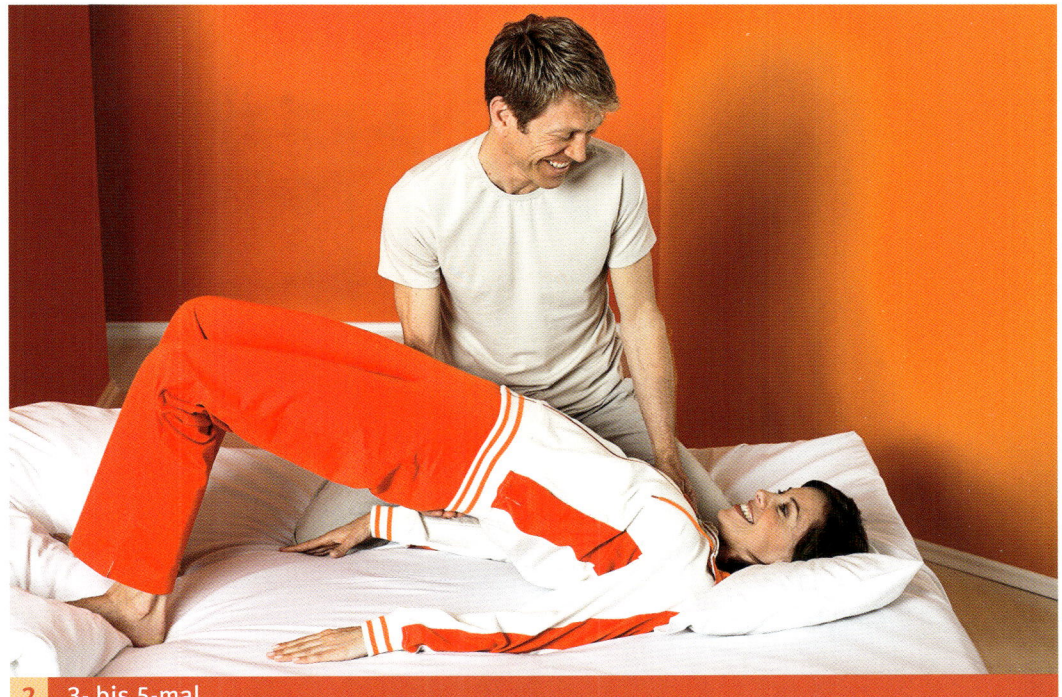

2 3- bis 5-mal

Ausführung mit Partner

2 › Ihr Partner kniet auf dem Bett oder dem Sofa oder sitzt auf der Kante. Der Partner legt seine Hand auf Ihren unteren Rücken und stützt so Ihr Becken bei den Aufwärts- und Abwärtsbewegungen. Wenn Sie möchten, kann er laut die gehaltenen Sekunden mitzählen.

› Insgesamt 3- bis 5-mal wiederholen.

VARIANTE: Halten Sie Ihr Becken nur etwa eine Sekunde oben, dann senken Sie es wieder ab. Dafür die Übung 10-mal wiederholen.

Oder Sie führen die Übung mit etwas mehr Power in einem fließenden Ablauf durch. Besonders wirkungsvoll ist das, wenn Sie Ihr Becken zwischen den Wiederholungen nicht auf der Unterlage ablegen, sondern kurz davor wieder in die Bewegung nach oben übergehen.

TEAMWORK
Tauschen Sie auch mal die Rollen: Ihr Partner legt sich auf den Rücken, und Sie stützen ihn.

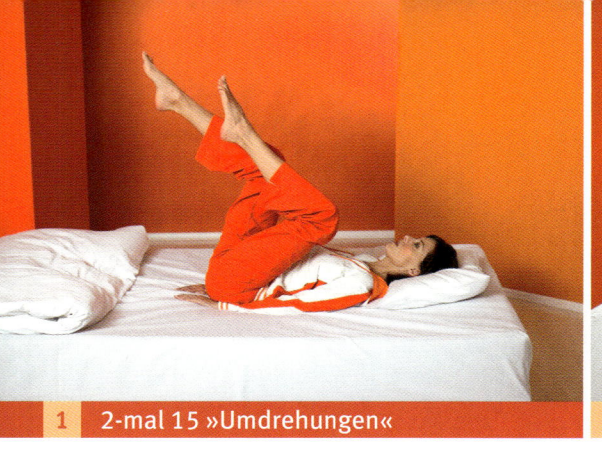

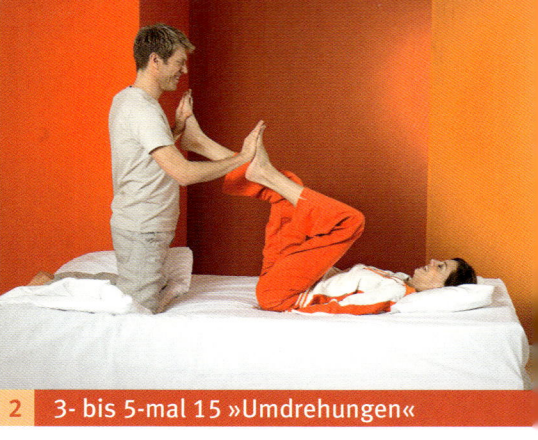

| 1 | 2-mal 15 »Umdrehungen« | 2 | 3- bis 5-mal 15 »Umdrehungen« |

Radfahren im Bett

Diese Übung können Sie auch als Einstimmung auf »echtes« Radfahren nutzen. Ihre Atmung beschleunigt und vertieft sich dabei, es breitet sich ein angenehmes, lebendiges Kribbeln in Ihrem Körper aus. Ihre Beine werden locker, Sie fühlen sich leichtfüßig und kommen in Fahrt.

> › Sie liegen auf dem Rücken. Ihre Hände liegen mit den Handflächen nach unten als Stütze unter dem Po. Sie können aber auch ein kleines, flaches Kissen als Stütze für den unteren Rücken verwenden.

Ausführung allein

1 › Bewegen Sie die Beine wie beim langsamen Radfahren. Achten Sie auf gleichmäßige, harmonische Bewegungen.

> › Wenn Sie nach 15 Umdrehungen in Schwung gekommen sind, legen Sie nach 30 Sekunden Pause weitere 15 nach.

Ausführung mit Partner

Bei der Partnervariante tut die Berührung gut – die Fußsohlen sind ebenso reich an Nervenzellen wie die Handflächen! Außerdem sorgt Ihr Partner für zusätzlichen Schwung.

2 › Die Hände des Partners sind Ihr Antrieb: Er steht oder sitzt am Fußende und schiebt Ihre Füße wechselseitig leicht an.

> › 3- bis 5-mal 15 Umdrehungen mit Pausen dazwischen.

WICHTIG
Atmen Sie gleichmäßig. Entspannen Sie Mund und Lippen. Bestimmen Sie selbst das Tempo und die Anzahl der Umdrehungen. Spüren Sie zu starken Druck von Ihrem Partner, bitten Sie ihn darum, sich etwas zurückzunehmen.

Kniekreisen in Rückenlage

Die Übung lockert den Rücken und hilft Blockaden zu lösen. Der Bereich der Lendenwirbelsäule wird sanft massiert. Sie fühlen sich ganz nah bei sich selbst. Manche verspüren ein Gefühl der Geborgenheit – wie ein Baby im Bauch der Mutter.

3 › Sie liegen auf dem Rücken und ziehen Ihre Knie mit beiden Händen zur Brust. Schieben Sie Ihr Kinn leicht zur Brust, damit der Nacken lang bleibt.

› Ihre Knie beschreiben nun parallel Kreise in der Luft. Je größer die Kreise, umso energievoller wird die Übung. Achten Sie darauf, dass Ihr Rücken fest auf der Unterlage liegen bleibt und Sie nicht ins Hohlkreuz gehen.

› Kreisen Sie 15-mal rechts herum. Machen Sie bei Bedarf eine kleine Pause. Dann kreisen Sie 15-mal links herum.

› Stellen Sie die Beine auf oder strecken Sie sie aus. Spüren Sie die entspannenden Veränderungen im unteren Rücken.

TIPP

Damit Ihre Bewegungen schön »rund« werden, können Sie sich einen Kreis vorstellen, der über dem Bereich Ihres unteren Rückens in der Luft schwebt. Diesen Kreis zeichnen Sie mit den Knien nach.

3 | 15-mal je Seite

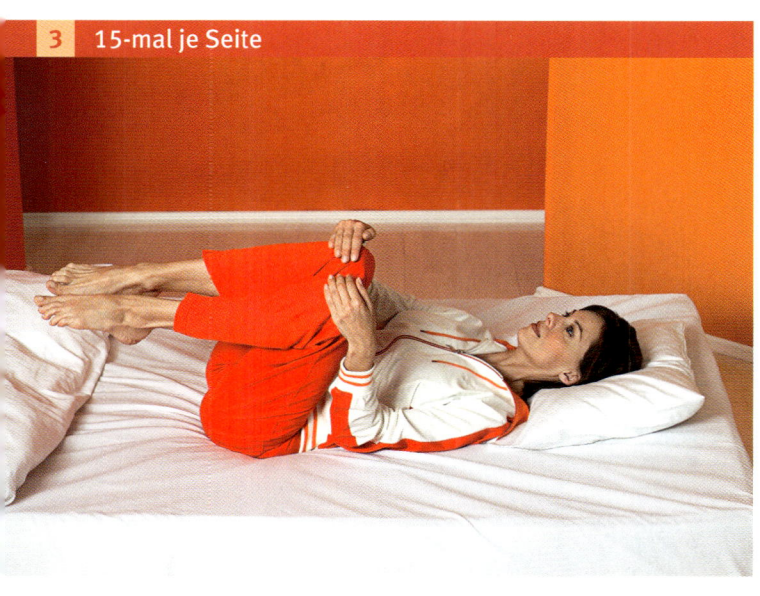

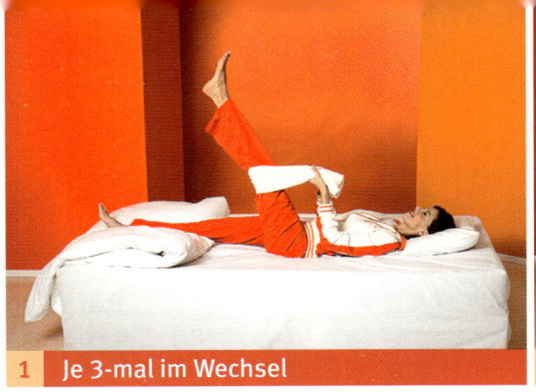

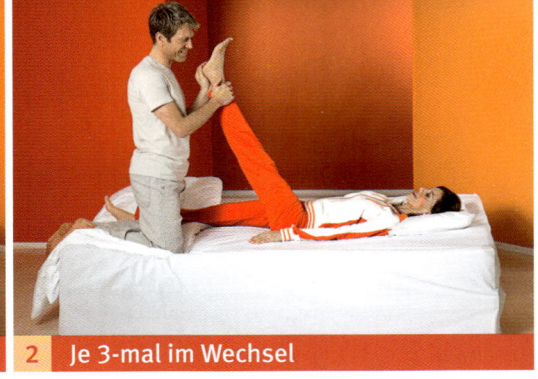

Übung mit Handtuch

Die Übung schenkt Ihnen durch den Wechsel von Anspannung und Entspannung der Muskeln Ruhe und Wohlbehagen. Ihre Beine werden entstaut, erfrischt und gekräftigt.

> In Rückenlage strecken Sie Ihr linkes Bein zur Decke. Ihr Becken bleibt dabei fest auf der Unterlage liegen.

Ausführung allein

1 > Legen Sie ein Handtuch hinter das linke Knie und halten Sie die Enden mit beiden Händen gut fest.

> Ziehen Sie nun langsam das linke Bein Richtung Oberkörper, bis Sie eine Spannung in der Beinrückseite spüren.

> Halten Sie die Spannung für etwa 20 Sekunden und legen Sie das Bein langsam wieder ab. Nun ist das rechte Bein dran.

> Dehnen Sie Ihre Beine im Wechsel je 3-mal.

Ausführung mit Partner

> Für die Partnervariante brauchen Sie kein Handtuch.

2 > Der Partner kniet vor Ihnen, umfasst Ihr Fußgelenk mit beiden Händen und schiebt das gestreckte Bein sachte Richtung Oberkörper. Sagen Sie »Stopp«, sobald die Spannung zu stark wird. Stellen Sie sich vor, Ihr ruhig fließender Atem ströme in die gedehnte Beinrückseite.

> Lassen Sie Ihre Beine im Wechsel je 3-mal für jeweils 20 Sekunden dehnen und sanft wieder anlegen.

TIPP

Die Dehnung wird intensiver, wenn Sie das Handtuch um die Ferse legen und das Bein ganz gestreckt lassen.

Pullover

Die Übung weckt neue Energien. Sie regt die Atmung an – und damit Ihre Lebenskraft. Sie mobilisieren dabei Ihre Schultergelenke und fühlen sich insgesamt lockerer. Durch die gleichmäßigen Bewegungen beruhigt sich Ihr Geist.

> › Legen Sie sich in Rückenlage so hin, dass über Ihrem Kopf noch mindestens knapp eine Armlänge Freiraum ist.

> › Stellen Sie Ihre Beine parallel auf. Ihr unterer Rücken liegt fest auf der Unterlage.

3 › Umfassen Sie die Hantel mit beiden Händen und strecken Sie die Arme Richtung Zimmerdecke. Führen Sie die Flasche langsam hinter den Kopf, so weit, wie es Ihre Schultern zulassen. Halten Sie die Arme dabei möglichst gestreckt.

> › Nun bringen Sie das Gewicht mit gestreckten Armen langsam wieder nach vorn. Atmen Sie dabei aus.

> › Wiederholen Sie den Ablauf insgesamt 15-mal.

TIPP
Für diese Übung brauchen Sie eine große Flaschen-Hantel (siehe Seite 51). Falls sie Ihnen noch zu schwer ist, umfassen Sie einfach ein kleines Handtuch mit beiden Händen.

3 **15-mal**

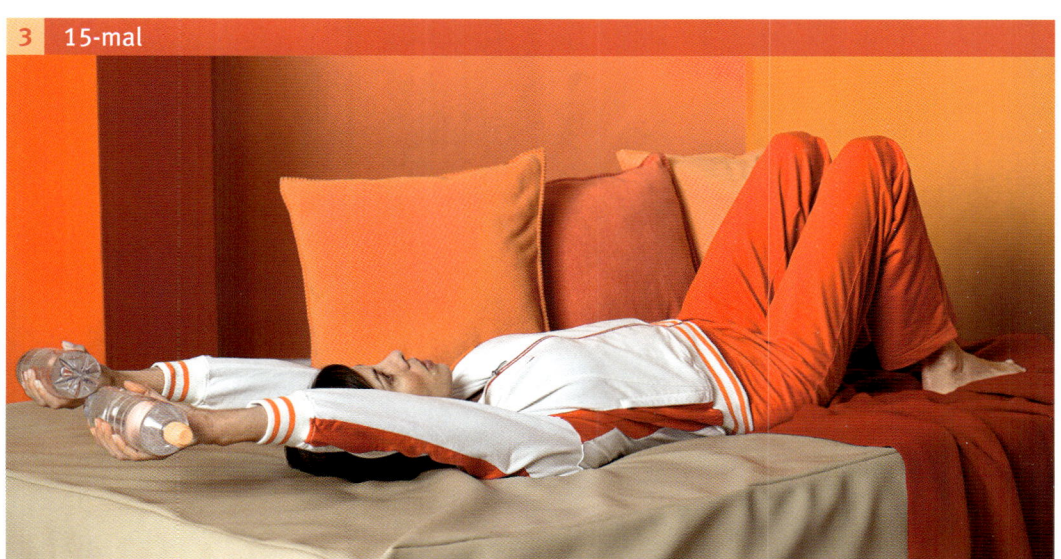

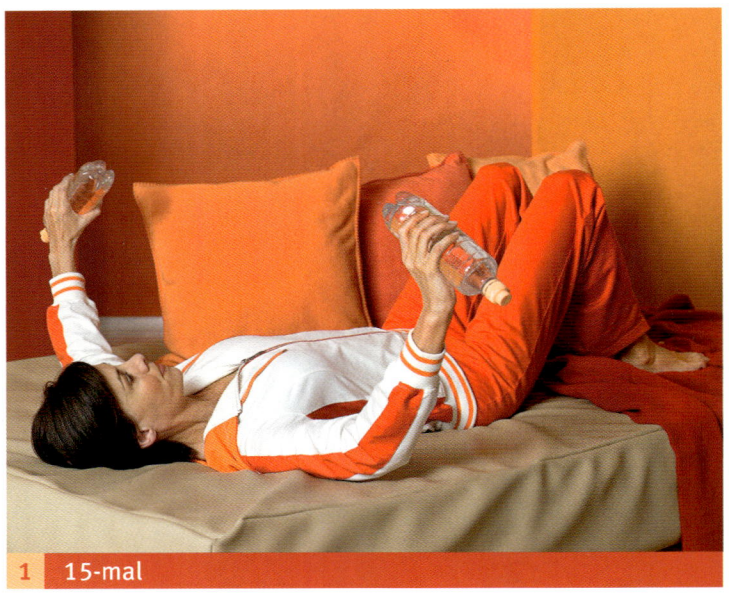

1 15-mal

Flyings

Sie können mit den Flyings Verspannungen im Brustkorb lösen und Ihre Brust- und Schultermuskeln stärken. Sie schöpfen Ihr Atemvolumen intensiv aus und gewinnen dadurch neue Energie.

TIPP

Für diese Übung brauchen Sie zwei kleinere Wasserflaschen-Hanteln (siehe Seite 51).

> Sie liegen auf dem Rücken und stellen die Füße auf. In jeder Hand halten Sie eine Hantel.

1 > Bringen Sie die Gewichte mit leicht gebeugten Armen nach oben über Ihre Brust. Ihre Handgelenke knicken dabei nicht ab, sondern bleiben in Verlängerung der Unterarme.

> Senken Sie die Arme langsam wieder nach außen ab, dabei bleiben die Ellbogen leicht gebeugt. Wenn Ihre Arme fast in der Waagerechten sind, dort kurz halten.

> Atmen Sie aus, während Sie die Arme nun wieder nach oben führen.

> Wiederholen Sie den Ablauf 15-mal.

Krokodil

Das »Krokodil« bringt die Atmung in Fluss und kann wirkungsvoll Blockaden in der Wirbelsäule lösen. Die Drehbewegung regt die Sinne an. Sie können die Übung auf dem Bett oder der Couch machen. Am besten eignet sich aber eine Matte auf dem Boden.

> In Rückenlage legen Sie beide Arme gestreckt in Schulterhöhe auf dem Boden ab. Ihre Beine sind lang gestreckt.

2 > Ziehen Sie das linke Bein an. Drehen Sie dabei das Becken etwas nach links und legen Sie das Knie rechts vom Körper ab. Ihre Schultern bleiben auf der Unterlage liegen.

> Spüren Sie die intensive Dehnung in der Brust. Atmen Sie tief einige Male tief und ruhig ein und aus.

> Wiederholen Sie die Übung auf der linken Seite.

TIPP

Die Übung wirkt sehr motivierend, wenn Sie Ihr Bewegungspensum steigern wollen. Sie eignet sich auch sehr gut zum Dehnen und Entspannen nach energievolleren Übungen oder nach dem Ausdauersport.

2 1-mal pro Seite, jeweils einige Atemzüge lang

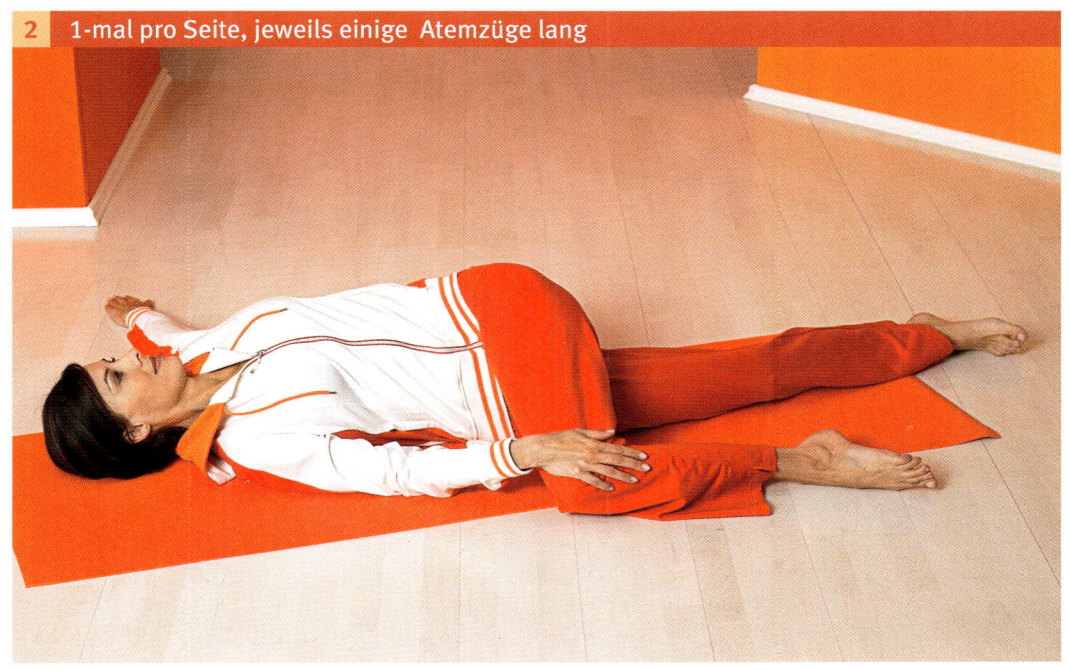

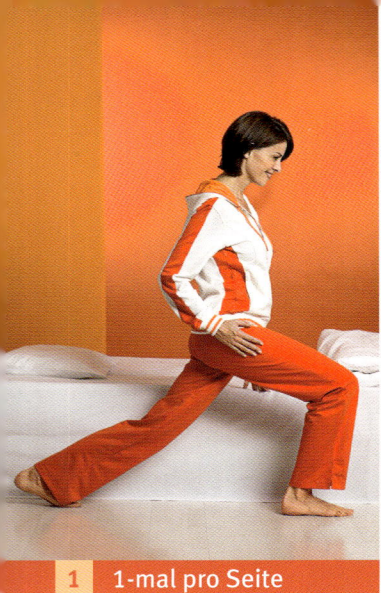
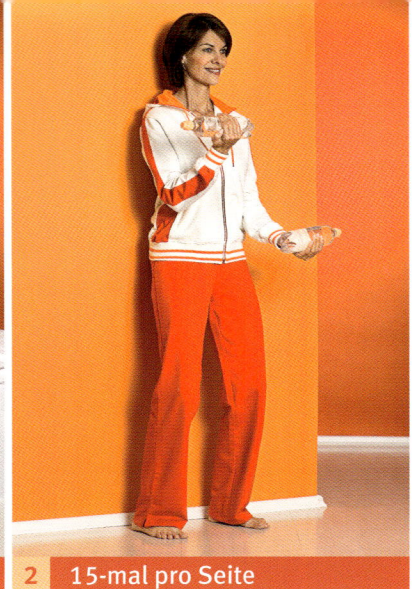
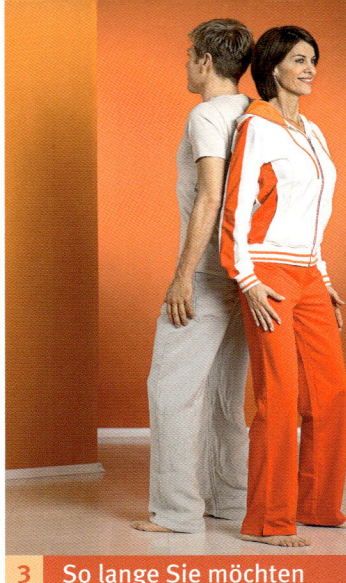

| 1 | 1-mal pro Seite | 2 | 15-mal pro Seite | 3 | So lange Sie möchten |

Willkommen in der Senkrechten!

Wenn die Übungen im Liegen Ihnen Spaß gemacht und Sie erfrischt haben, probieren Sie doch den nächsten Schritt. Die folgenden Übungen fürs Zimmer sind einfach durchzuführen.

Ausfallschritt

Der Ausfallschritt ist eine leichte, aber wirkungsvolle Übung, die Ihren ganzen Körper vitalisiert und anregt. Sie entwickeln dabei Standfestigkeit, werden frisch und munter. Die Kräftigung der Beine und des Rumpfes verleiht Ihnen mehr Antrieb.

TIPP

Wenn Ihnen die Übung noch zu »wacklig« ist, können Sie sich auch am Bett abstützen – jeweils auf der Seite des vorderen Beins.

> Machen Sie mit dem rechten Fuß einen weiten Schritt nach vorn, sodass Ober- und Unterschenkel etwa einen 90-Grad-Winkel bilden. Das Knie ist hinter der Fußspitze. Schieben Sie Ihr Becken Richtung Boden. Ihr Oberkörper bleibt aufrecht.

1 > Versuchen Sie die Ferse des nach hinten gestreckten linken Beins am Boden aufzusetzen. Nach einigen ruhigen Atemzügen kommen Sie langsam wieder zurück in den Stand.

> Wiederholen Sie die Übung auf der anderen Seite.

VARIANTE: Sie können auch das hintere Knie auf dem Boden absetzen. Eventuell ein kleines Kissen unterlegen.

Bizepsübung

Mit dieser Übung kräftigen Sie Ihre Armmuskeln, »zentrieren« sich und gewinnen an Standfestigkeit und Energie. Sehr erfrischend wirkt die Übung am offenen Fenster oder auf dem Balkon!

> › Sie brauchen zwei Hanteln (siehe Seite 51).

> › Stellen Sie sich mit dem Rücken so an eine Wand, dass Ihre Beine leicht gebeugt sind. In jeder Hand halten Sie eine (Fla-schen-)Hantel. Spannen Sie Ihre Bauchmuskeln an.

2 › Heben Sie die Unterarme im Wechsel bis auf Schulterhöhe an. Wählen Sie das Tempo so, dass Sie das Gewicht der Hanteln gut kontrollieren können.

> › Nach 15 Wiederholungen pro Arm entspannen Sie Ihre Arme durch lockeres Ausschütteln.

VARIANTE: Sie können die Übung auch auf einem Stuhl sitzend durchführen. Achten Sie auf einen geraden Rücken!

»Schulter an Schulter«

Mit dieser Übung lockern Sie Verspannungen in Schultern und Nacken und richten sich auf – sowohl innerlich als auch äußerlich. Sie finden Halt am Rücken Ihres Partners. Sie lassen Nähe zu und fühlen sich warm und wohlig.

> › Sie stehen Rücken an Rücken, sodass die Schulterblätter anei-nander liegen. Falls Sie sehr unterschiedlich groß sind, bitten Sie Ihren Partner, leicht in die Knie zu gehen beziehungsweise sich auf eine entsprechende Unterlage zu stellen, zum Beispiel eine Stufe oder Türschwelle.

3 › Ihre Arme hängen locker herunter. Nun ziehen Sie die Schul-tern zu den Ohren und lassen die Schultergelenke im gleichen Rhythmus rückwärts kreisen. Sprechen Sie sich ab: Wenn der eine Partner seine Schultern vorn hat, sollten die des anderen hinten sein.

TIPP

Herzlichen Glückwunsch – Sie sind aus dem Bett oder vom Sofa aufgestanden und haben die Übungen im Stehen gemacht. Gehen Sie nun einfach mal ein paar Minuten vor die Tür. Neh-men Sie langsam wieder Kontakt zur Außenwelt auf. Wenn Ihnen danach ist, lassen Sie Ihrer Energie freien Lauf. Die Übungen im nächsten Abschnitt liefern Ihnen reichlich Anregungen dazu. Viel Spaß!

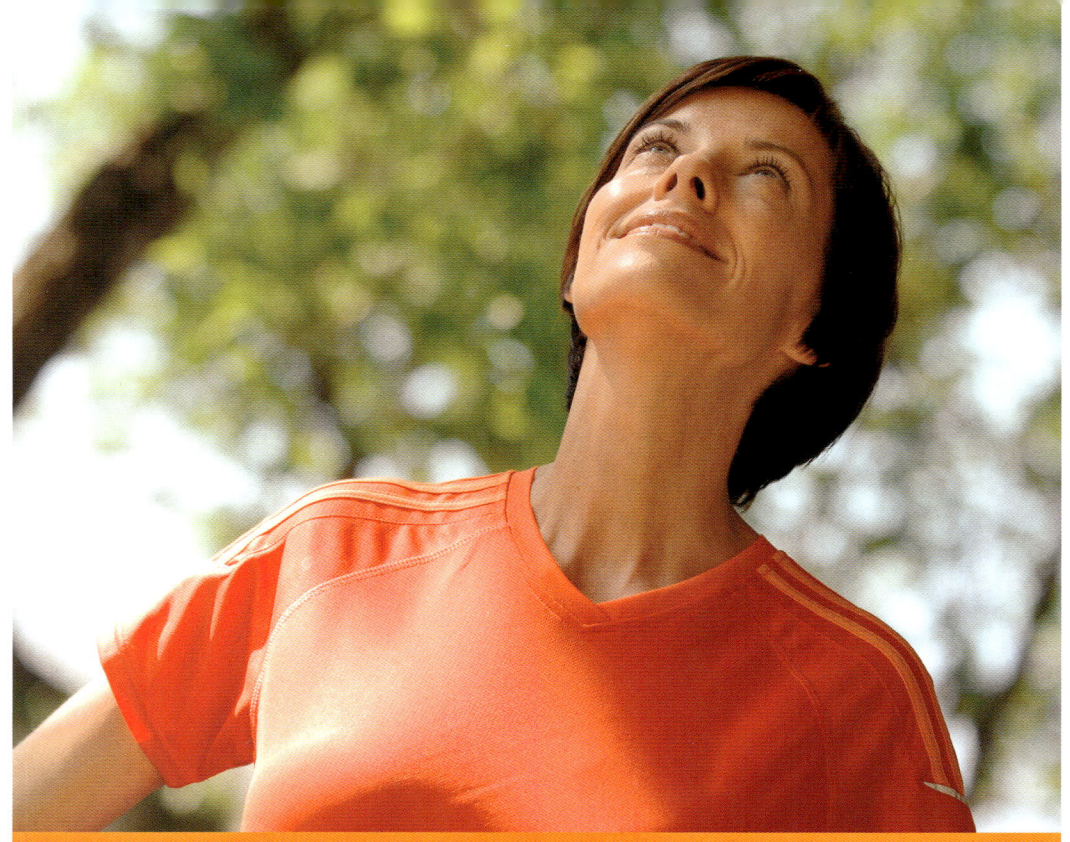

Einfache Übungen für draußen

Sie verspüren etwas Energie oder haben nach den Übungen für drinnen Lust auf mehr? Sehr gut, denn bei Sonnenlicht bildet der Körper viele Glückshormone. Gehen Sie in den Garten, den Park oder auf eine Wiese. Mit einfachen, aber wirksamen Ganzkörperbewegungen tanken Sie Kraft und bringen Ihre Stimmung ins Lot. Wenn Sie Lust haben, regen Sie doch einen Freund oder die Nachbarin zu gemeinsamen Aktivitäten an. Übrigens sind viele der Anleitungen auch für drinnen geeignet.

Frische Luft tanken

Draußen unter freiem Himmel können Sie mit raumgreifenden Bewegungen Dampf ablassen und Energie tanken. Kräftigungs- und Dehnübungen sowie temperamentvolle Partnerübungen wirken zusätzlich vitalisierend.

Armkreisen

Mit dem Kreisen lockern Sie Ihren Schultergürtel, Blockaden lösen sich. Sie fühlen sich leichter und beweglicher, spüren mehr Energie. Und: Sie bekommen Lust auf weitere Übungen.

> › Gehen Sie zum Aufwärmen ein paar Schritte auf und ab. Lockern Sie dabei auch Ihre Schultern, indem Sie sie hochziehen und wieder fallen lassen.

1 › Strecken Sie im Stehen Ihre Arme zur Seite aus. Beschreiben Sie mit Ihren Händen ganz langsam kleine Kreise nach vorn, die allmählich größer werden.

> › Nach etwa 15 Kreisen legen Sie eine kurze Pause ein. Dann lassen Sie Ihre Arme auf gleiche Weise nach hinten kreisen.

> › Wenn Sie möchten, zählen Sie die Wiederholungen laut mit – bei den kleinen Kreisen leiser, dann immer lauter werdend und umgekehrt.

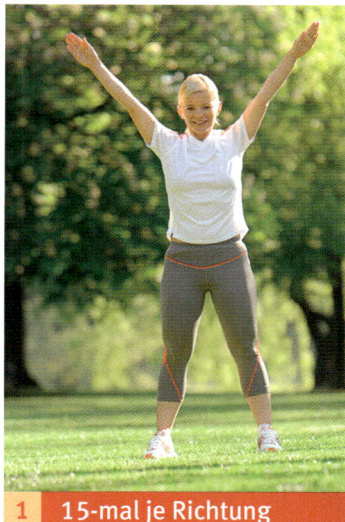

1 15-mal je Richtung

Hüftkreisen

Bei dieser Übung spüren Sie wohltuende Veränderung und eine Entlastung in den Hüftgelenken. Sie gewinnen Boden unter den Füßen. Sie fühlen sich mit der Natur verbunden und innerlich entlastet. Sie bekommen Lust auf mehr.

2 › Im hüftbreiten Stand mit gestreckten Beinen lassen Sie Ihre Hüften locker links herum kreisen. Stellen Sie sich vor, Ihre Hüften zeichnen einen Kreis. Ihr Oberkörper bleibt gerade.

> › Nach etwa 15 Kreisen wiederholen Sie die Bewegung rechts herum.

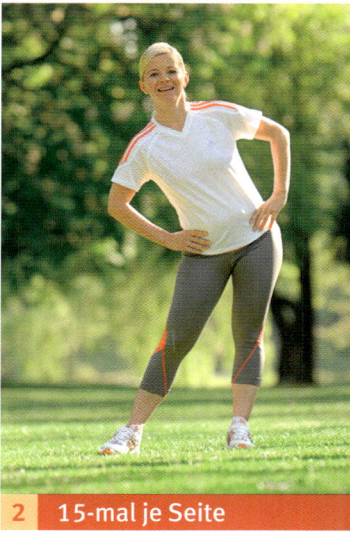

2 15-mal je Seite

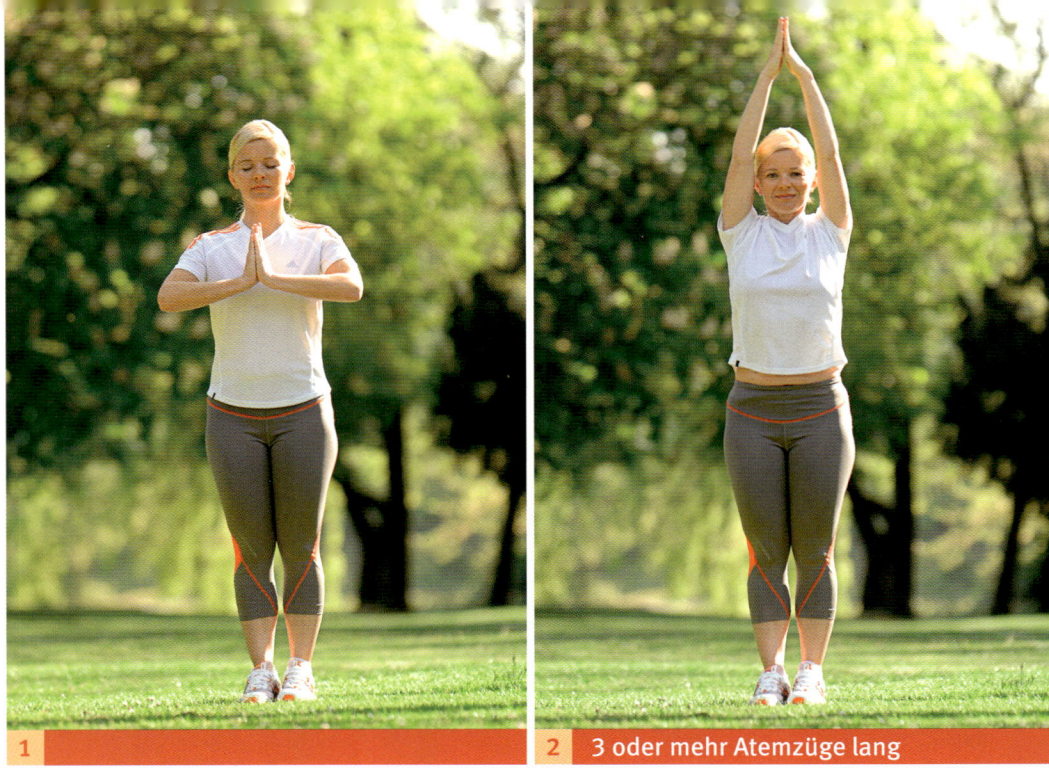

1

2 3 oder mehr Atemzüge lang

Yogaübung »Der Berg«

Diese klassische Yogaübung lässt Luft bis in die Lungenspitzen strömen und stärkt das Herz. Sie kräftigt und dehnt die aufrichtende Muskulatur und hebt Ihr Selbstwertgefühl. Ihre Energie kommt wieder in Fluss.

1 › Legen Sie die Hände vor dem Körper aneinander und legen Sie die Handflächen fest aneinander. Atmen Sie ein.

2 › Heben Sie die Arme mit aneinander gelegten Händen über den Kopf und atmen Sie betont aus. »Verankern« Sie sich im Boden und machen Sie sich gleichzeitig ganz lang.

› Nach drei oder mehr tiefen, ruhigen Atemzügen lösen Sie die Arme wieder und lockern Ihren Stand.

VARIANTE: Sie können die Übung auch im aufrechten Schneidersitz machen. Decke unterlegen! Oder Sie kommen im Zehenstand in die Hocke und drehen die Knie etwas nach außen.

Kniebeuge

Dieser »Klassiker« kräftigt wirkungsvoll Beine und Rücken. Ihr ganzer Körper bekommt neue Spannkraft, und Sie nehmen sich besser wahr. Dabei kommt es auf eine saubere Ausführung an.

> › Sie stehen stabil mit hüftbreit geöffneten Füßen. Verlagern Sie Ihr Gewicht auf die Fersen.

3 › Nun den Po nach hinten schieben, bis Ober- und Unterschenkel etwa einen 90-Grad-Winkel bilden. Nicht zu tief in die Knie gehen! Ihr Rücken bleibt gerade, die Bauchmuskeln angespannt.

> › Kommen Sie langsam mit geradem Rücken wieder nach oben. Nach 15 Wiederholungen lockern Sie Ihre Beine durch Ausschütteln und legen noch mal 15 Kniebeugen nach.

3 **2-mal 15 Wiederholungen**

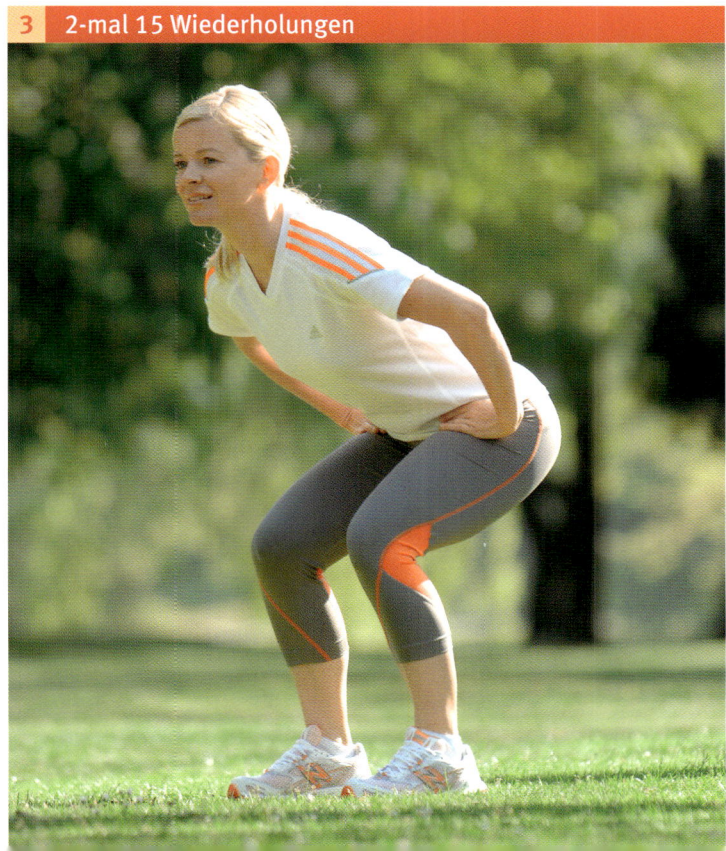

GU-ERFOLGSTIPP

Wählen Sie immer die Übungen für sich aus, die Ihnen am meisten Freude bereiten und die Sie als angenehm empfinden. Wenn Ihnen eine Übung zu schwer ist, versuchen Sie es an einem anderen Tag noch einmal.

Waage

Mit dieser Übung kommen Sie ins Gleichgewicht. Sie werden gelöster, spüren mehr An- und Auftrieb. Ihr Rücken wird kräftiger und gibt Ihnen mehr Halt.

› Legen Sie sich eventuell eine Decke oder Matte unter. Gehen Sie in den Vierfüßlerstand.

1 › Strecken Sie den linken Arm und das rechte Bein in Verlängerung des Körpers aus. Denken Sie sich eine Diagonale zwischen Arm und Bein. Atmen Sie gleichmäßig.

› Bleiben Sie etwa 15 Sekunden in dieser Position. Dann senken Sie Arm und Bein langsam wieder ab und wiederholen die Übung mit dem rechten Arm und dem linken Bein.

1 15 Sekunden pro Seite

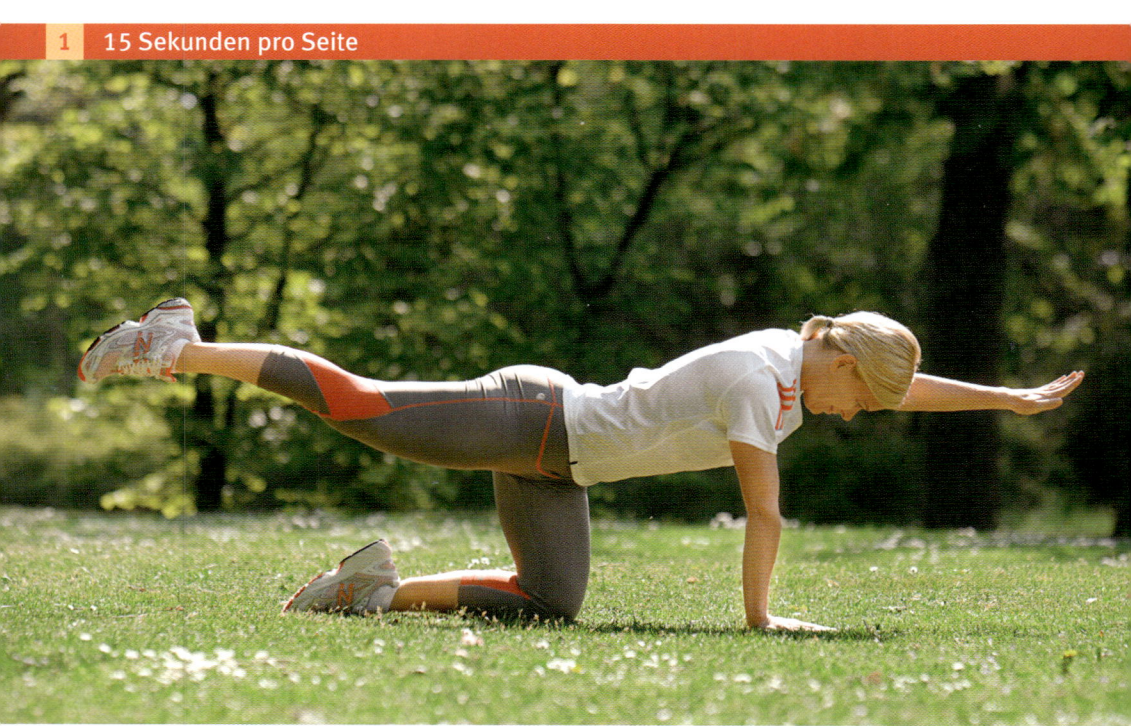

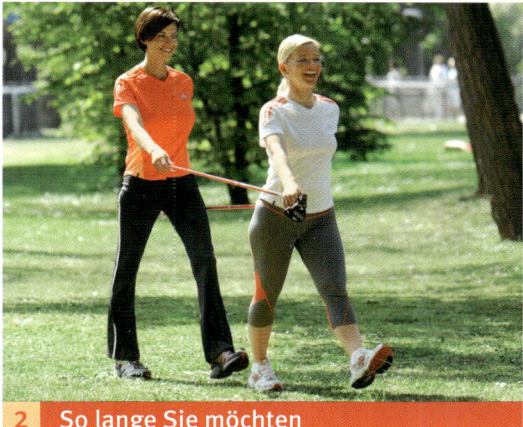

2 So lange Sie möchten

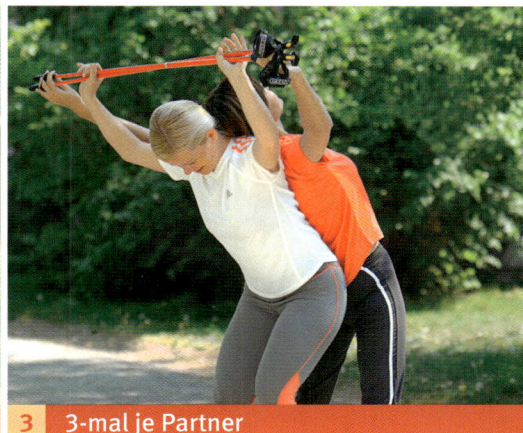

3 3-mal je Partner

Dampflok

Bei dieser Partnerübung geben Sie sich gegenseitig neuen Schub. Die Arm-Bein-Koordination wird trainiert; das fördert die Zusammenarbeit Ihrer linken und rechten Gehirnhälfte – gut für die Kreativität!

> › »Nordic Walking« zu zweit: Stellen Sie sich hintereinander auf. Der Hintermann umfasst die Stöcke des Vordermannes.

2 › Walken Sie parallel los – erst langsam zuckelnd, dann etwas schneller. Der vordere Partner gibt den Rhythmus vor.

> › Nach einer Weile werden die Rollen getauscht.

TIPP

Wenn Sie noch keine Nordic-Walking-Stöcke haben, können Sie die Übung auch mit zwei glatten Ästen, zwei Besenstielen oder zwei alten Skistöcken machen.

Huckepack

Diese Partnerübung gibt Kraft und fördert die Konzentration.

> › Stellen Sie sich Rücken an Rücken. Heben Sie beide die Arme über den Kopf und umfassen Sie die Stockenden.

3 › Nun beugt sich ein Partner leicht nach vorn – so weit, dass die Füße des anderen gerade noch den Boden berühren.

> › Wiederholen Sie die Übung 3-mal. Dann Rollentausch.

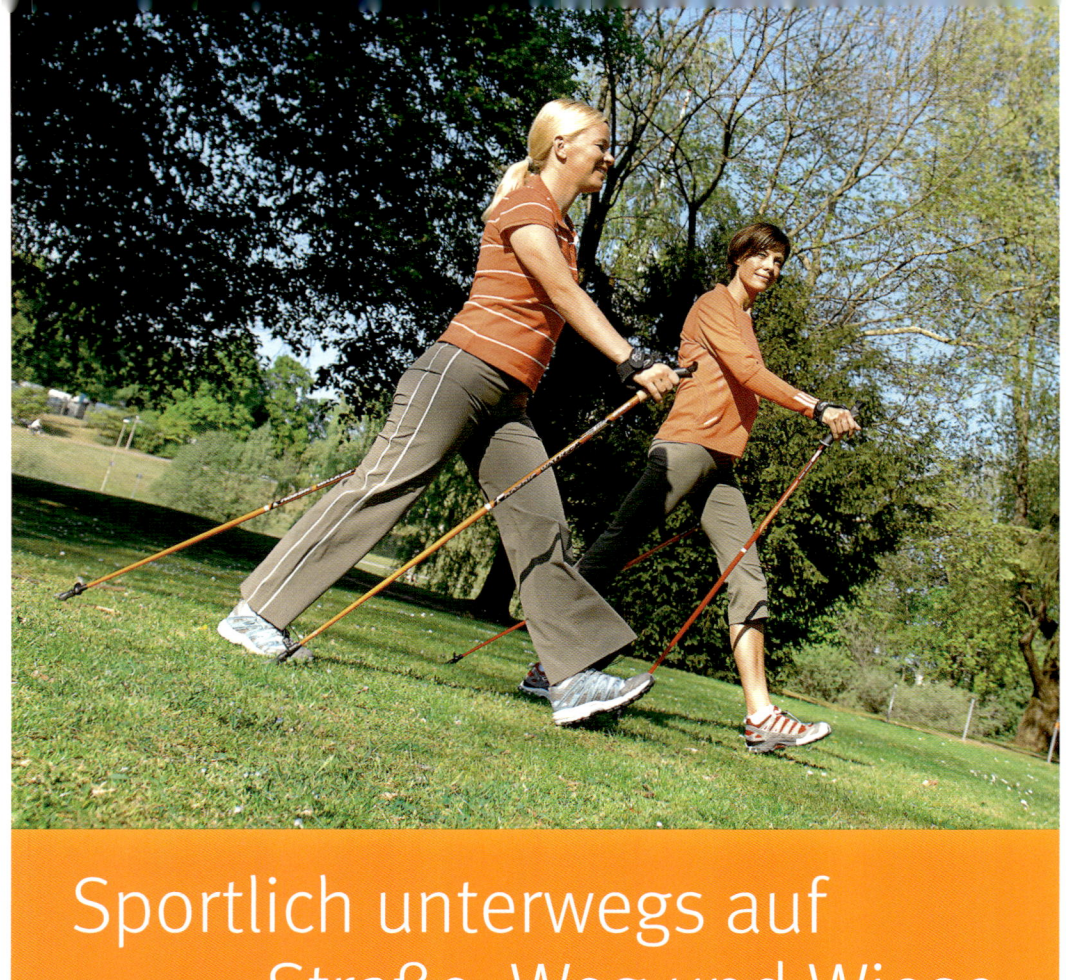

Sportlich unterwegs auf Straße, Weg und Wiese

Hier finden Sie weitere Übungen zum Kräftigen und Dehnen sowie Tipps zu Ausdauersportarten. Die Bewegungsanregungen eignen sich, wenn Sie mit den Übungen in den vorigen Abschnitten bereits etwas für Ihre Fitness getan haben – und sich motiviert fühlen, »mehr aus sich herauszuholen«. Sie werden staunen, wie wirkungsvoll Sie Ihre Stimmung damit ins Lot bringen können! Mit Ausnahme der Anleitungen zu den Ausdauersportarten sind alle Übungen auch für drinnen geeignet.

Kräftigen, dehnen, Energie tanken

Die Natur ist ein großer Sauerstofftank. Gehen Sie in den Wald, in den Park oder eine Grünanlage in Ihrer Nähe.

Dehnung der Beinrückseite

Sie fühlen, wie sich die Spannung in den Muskeln und Ihrer Seele löst.

> › Setzen Sie Ihre linke Ferse auf eine Treppenstufe oder einen Baumstumpf. Beugen Sie das rechte Bein leicht.

1 › Schieben Sie den Po nach hinten, sodass sich Ihr Oberkörper (gerade!) nach vorn neigt.

> › Spüren Sie für etwa 15 Sekunden die Dehnung in der Beinrückseite. Dann das rechte Bein ebenso dehnen.

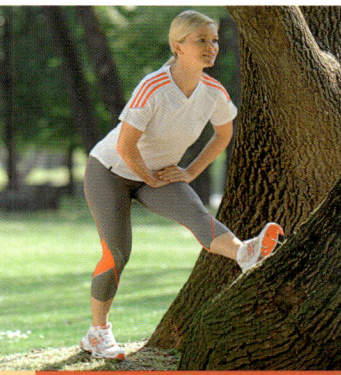

1 15 Sekunden je Seite

Dehnung der Beinvorderseite

Mit der Übung dehnen und lockern Sie Ihre Hüftmuskeln.

> › Suchen Sie sich einen Baumstamm oder etwas anderes, an dem Sie Halt finden. Stellen Sie sich mit Ihrer linken Seite zum Baumstamm. Halten Sie sich mit der linken Hand daran fest.

2 › Mit der rechten Hand umfassen Sie das rechte Fußgelenk und ziehen es zum Po.

> › Spüren Sie für etwa 15 Sekunden die Dehnung im Oberschenkel. Dann das linke Bein dehnen. Beine lockern.

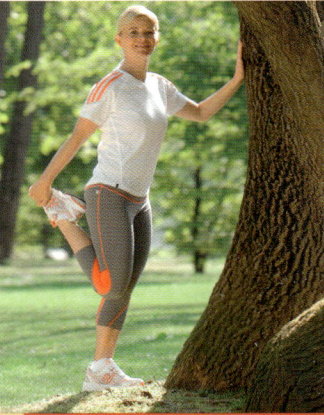

2 15 Sekunden je Seite

Dehnung der Oberschenkelinnenseite

Sie spüren einen angenehmen Dehnreiz im Oberschenkel.

3 › Ihre Beine sind weit gegrätscht, die Hände ruhen auf den Oberschenkeln. Beugen Sie das rechte Bein, das linke streckt sich.

> › Spüren Sie für etwa 15 Sekunden die Dehnung im linken Oberschenkel. Dann das rechte Bein ebenso dehnen.

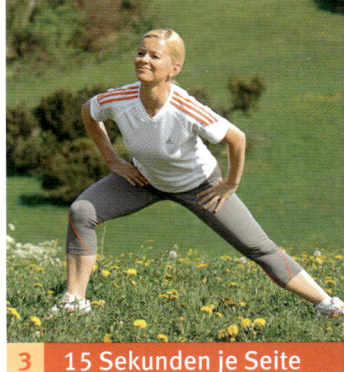

3 15 Sekunden je Seite

Liegestütz im Stehen

Diese Übung erfrischt und kräftigt die Muskeln des Oberkörpers. Ihre Wadenmuskeln werden angenehm gedehnt.

> › Stützen Sie Ihre Hände auf der Rücklehne einer feststehenden Parkbank ab. Ihre Arme sind gestreckt, die Hände leicht nach innen gedreht. Sie stehen so weit von der Bank entfernt, dass Ihr Körper von Kopf bis Fuß eine gerade Linie bildet. Arme und Oberkörper bilden etwa einen 90-Grad-Winkel.

1 › Senken Sie Ihren ganzen Körper zur Bank hin ab, indem Sie langsam die Arme leicht beugen. Spannen Sie dabei den Bauch fest an. Ihr Becken darf nicht durchhängen. Überfordern Sie sich nicht: Je weiter Sie die Arme beugen, umso anstrengender wird es.

> › Richten Sie sich langsam wieder auf, und atmen Sie aus. Wiederholen Sie die Übung etwa 5-mal.

1 5-mal

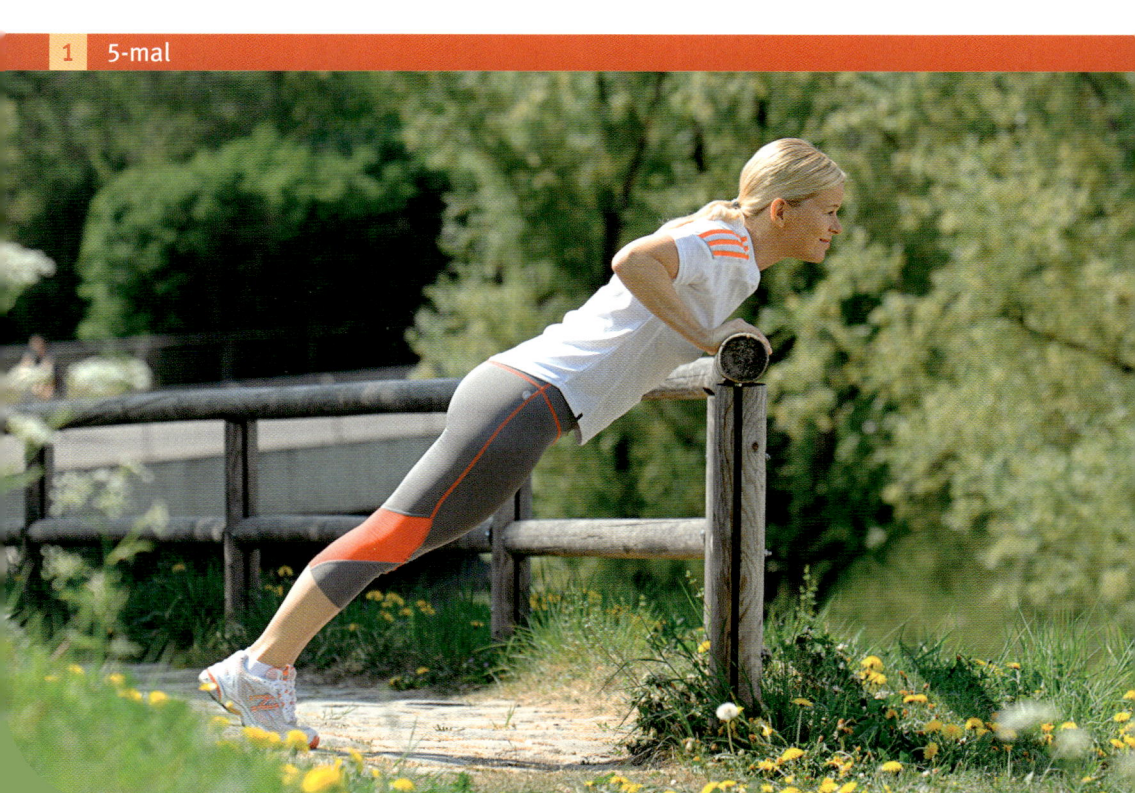

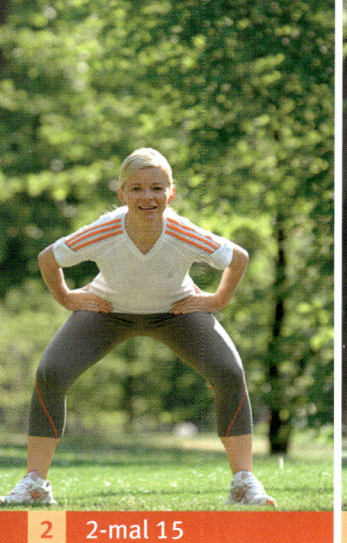
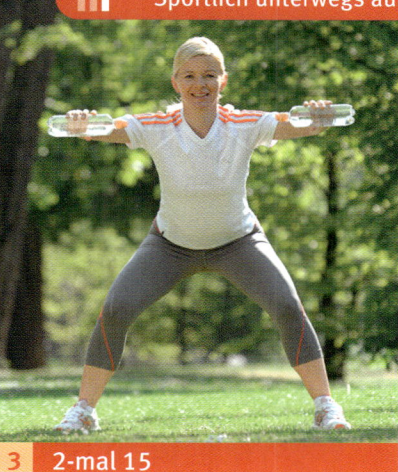

| 2 | 2-mal 15 | 3 | 2-mal 15 |

Squats

Die Squats verleihen Ihnen mehr Standkraft. Sie fühlen sich stärker und fitter, und Sie entdecken, wie viel Energie Sie haben.

2 › Sie stehen mit weit geöffneten Beinen. Die Fußspitzen zeigen leicht nach außen. Ihre Hände ruhen auf den Oberschenkeln. Spannen Sie den Bauch an, und schieben Sie den Po nach hinten. Zwischen Ober- und Unterschenkel sollte ein Winkel von etwa 90 Grad entstehen.

› Nach 15 Wiederholungen schütteln Sie Ihre Beine leicht aus, dann legen sie noch mal 15 Wiederholungen nach.

WICHTIG
Ihr Oberkörper sollte bei den Squats immer gerade bleiben.

Squats mit Gewicht

Die »Squats plus« fordern Sie. Sie spüren Ihren Körper ganz neu.

› Führen Sie erst ein paar normale Squats durch (siehe oben).

3 › Suchen Sie sich als Gewichte Steine, Stöcke ... Beim Beugen der Beine winkeln Sie nun die Arme auf Schulterhöhe an. Beim Strecken der Beine senken Sie die Arme etwas.

› Nach 15 Wiederholungen schütteln Sie Ihre Beine leicht aus, dann legen Sie noch mal 15 Wiederholungen nach.

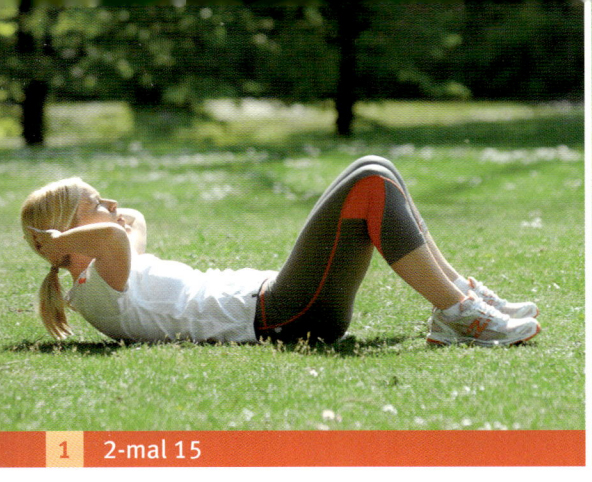

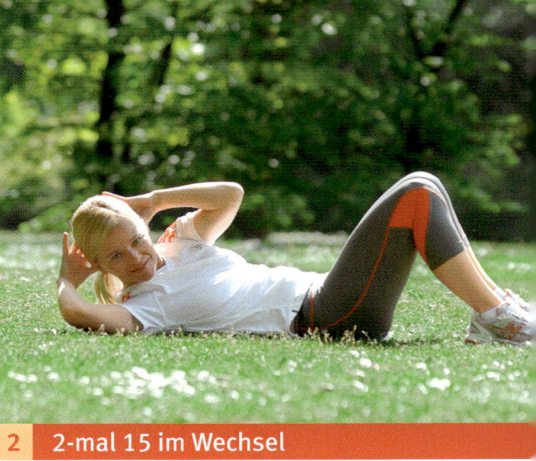

| **1** 2-mal 15 | **2** 2-mal 15 im Wechsel |

Sit-ups für die geraden Bauchmuskeln

Bei dieser wirkungsvollen Übung spüren Sie Ihre Körpermitte. Sie gewinnen an Ausgeglichenheit und Spannkraft.

> › Legen Sie sich mit dem Rücken auf eine Wiese.
> › Stellen Sie Ihre Beine auf. Die Fingerspitzen beider Hände berühren leicht den Hinterkopf. Schauen Sie in den Himmel.
>
> **1** › Heben Sie nun mit Ihrer Bauchkraft den Oberkörper leicht an. Atmen Sie dabei aus. Der untere Rücken bleibt liegen.
>
> › Senken Sie den Oberkörper wieder ab und atmen dabei ein. Nach 15 Wiederholungen machen Sie eine kleine Pause und legen dann noch mal 15 Wiederholungen nach.

Sit-ups für die schrägen Bauchmuskeln

Diese Übung ist sehr gut für die Koordination. Sie spüren Ihren Bauch, Ihre Mitte intensiver und entdecken ein neues Körpergefühl.

> › Ausgangsposition wie bei der Übung oben.
>
> **2** › Führen Sie beim Ausatmen die linke Schulter Richtung rechtes Knie. Legen Sie beim Einatmen die Schulter wieder ab.
>
> › Nun bringen Sie die rechte Schulter zum linken Knie.
>
> › Nach 15 Wiederholungen legen Sie eine kleine Pause ein. Dann versuchen Sie einen zweiten Durchgang.

Ausdauersportarten für Einsteiger

Gemäßigter Ausdauersport hat eine ganz besondere Wirkung auf
Körper und Seele. Ihr Herz-Kreislauf-System, Ihre Lungen und
Ihr Immunsystem werden leistungsfähiger – das kommt Ihnen
auch in stressigen Situationen im Alltag zugute. Regelmäßige
Ausdauerbewegung hält jung, macht schön und formt die Figur.
Allein das sorgt schon für bessere Laune, aber es passiert noch
viel mehr: Ausdauersportler schlafen besser, ruhen mehr in sich,
können auch zwischendurch hervorragend entspannen. Sie fin-
den konstruktive Lösungen, statt sich ewig kreisenden Gedanken
hinzugeben. Sie erleben das Zusammenspiel von Körper und
Seele neu und fühlen sich leichter. Sie entwickeln einfach mehr
Lebenslust.

Auf den folgenden Seiten haben wir einige Ausdauersportarten,
die nachhaltig positiv auf die Stimmung wirken, für Sie zusammengestellt. Sie sind alle auch dann geeignet, wenn Sie gerade erst beginnen, mehr Bewegung in Ihr Leben zu bringen (siehe auch Tabelle Seite 41). In den Wochenplänen ab Seite 60, 70 und 78
sehen Sie, wie Sie Ausdauer-Bewegungseinheiten sinnvoll in Ihre
Planung integrieren können. Hilfreiche Adressen und Buchtipps
zu allen Themen finden Sie ab Seite 120.

Wichtig: Aufwärmen

Vor jeder Ausdauer-Einheit sollten Sie sich gut aufwärmen und
lockern. So verringern Sie die Gefahr, nach dem Training Muskel-
kater zu bekommen. Außerdem kann ein Training mit kalten
Muskeln und steifen Gelenken zu Verletzungen führen.
Für ein kleines Aufwärm- und Dehnprogramm vor dem Sport
eignet sich zusätzlich eine Auswahl von Übungen aus diesem Kapitel. Sie finden sie im beiliegenden Folder zusammengestellt.

Auf der Stelle gehen

3 › Vor jeder Sportart eignet sich zum Aufwärmen lockeres Gehen
auf der Stelle, bei dem Sie Ihre Füße vom Ballen zu Ferse abrollen und die Arme gegengleich mitnehmen.

WICHTIG
Wenn Sie seit einigen Mo-
naten keinen Sport mehr
betrieben haben, sollte
vor dem Start Ihr Hausarzt
sein Okay geben. Auch
wenn während des Sports
Beschwerden auftreten,
wenden Sie sich bitte an
Ihren Arzt.

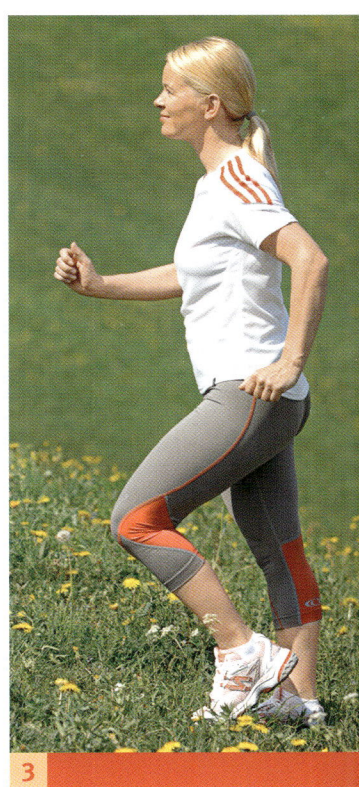

Optimaler Start: Schnelles Gehen

Zum Hineinkommen in Ihr Bewegungsprogramm können Sie einfach auf Spaziergängen Ihren natürlichen Gang beschleunigen. Sie brauchen dazu keine Vorbereitung – lediglich gutes Schuhwerk, in dem Sie Ihre Füße gut abrollen können. Auch wenn Sie nach einem Tief wieder die ersten Schritte an der frischen Luft genießen, bietet sich das schnelle Gehen an.

Gehen in Intervallen

Wenn Sie gern spazieren gehen, dann legen Sie doch zwischendurch mal einen Schritt zu. Sie können das Intervallgehen auch als Vorbereitung zum Walking nutzen (siehe rechte Seite).

› Steigern Sie beim Gehen für eine Minute bewusst Ihr Tempo. Rollen Sie Ihre Füße von der Ferse zum Ballen ab. Ihre Arme schwingen etwas intensiver als sonst gegengleich mit. Atmen Sie durch die Nase ein und durch den Mund aus. Sollten Sie außer Atem kommen, reduzieren Sie Ihre Geschwindigkeit.

› Werden Sie wieder langsamer. Gehen Sie einige Minuten lang schnell und wieder langsam im minütlichen Wechsel. Danach gehen Sie wieder gleichmäßig und locker weiter.

› Bauen Sie 3 Intervall-Phasen in 1 Stunde Gehen ein. Starten Sie erst neu durch, wenn Sie sich wieder ausgeruht fühlen.

VARIANTE: Legen Sie statt der schnelleren Einheiten kleine »Bergetappen« von einigen Minuten ein.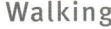

Walking

Walking ist eine sanfte, gelenkschonende Sportart, die auf dem natürlichen Gehen beruht und praktisch für jeden geeignet ist.

Walking – der Bewegungsablauf

Achten Sie beim Walking auf eine aufrechte Körperhaltung. Stellen Sie sich vor, oben an Ihrem Kopf sei eine Schnur befestigt, die Sie leicht nach oben zieht. Ziehen Sie Ihre Schultern locker nach hinten.

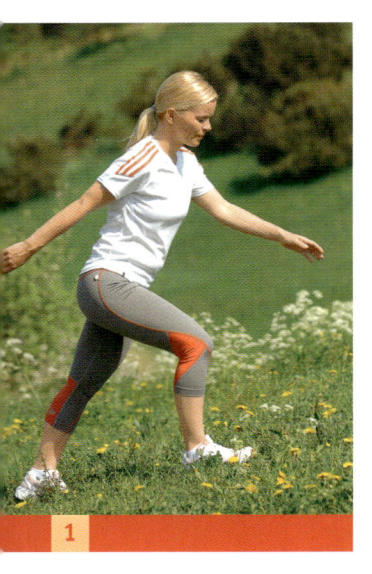

1

> › Wärmen Sie sich auf (siehe Seite 111).

2 › Üben Sie zunächst die Fußarbeit. Setzen Sie den Fuß mit der Ferse auf, und rollen Sie dann über die Zehen ab. Drücken Sie sich kräftig mit den Zehen vom Boden ab, und setzen Sie die Ferse des anderen Fußes wieder auf. Setzen Sie bei der Abrollbewegung bewusst das Sprunggelenk ein.

> › Während des gesamten Bodenkontakts des Fußes sollte das Knie nie durchgestreckt, sondern immer leicht gebeugt sein.

3 › Nun über Sie den aktiven Armeinsatz: Formen Sie Ihre Hände zu lockeren Fäusten. Walken Sie mit kleiner Schrittlänge los. Ihre stets im rechten Winkel angewinkelten Arme schwingen dabei gegengleich zu den Beinen mit.

> › Holen Sie sich den Schwung zum Vorwärtskommen aus den (lockeren) Schultern, nicht aus den Ellbogen. Ihre Arme pendeln schwungvoll zwischen Schulter- und Beckenhöhe.

> › Atmen Sie durch die Nase ein und durch den Mund aus. Nach einer Weile können Sie Ihr Tempo etwas steigern.

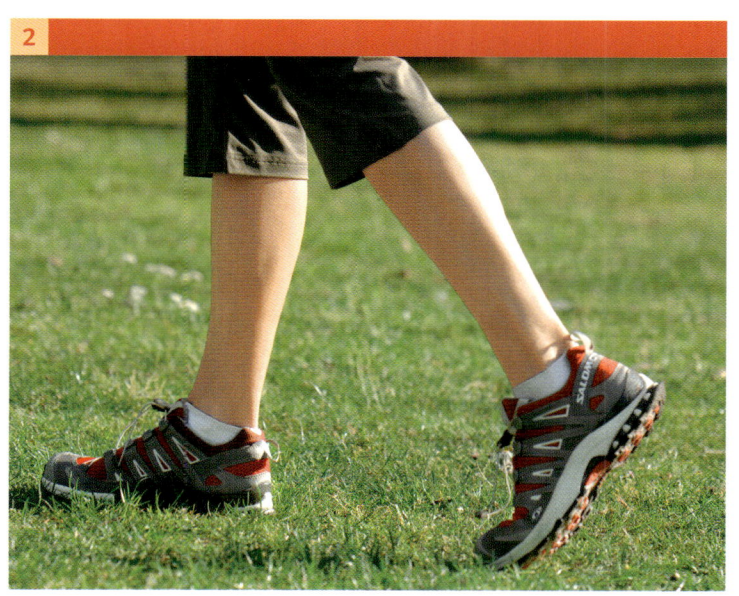

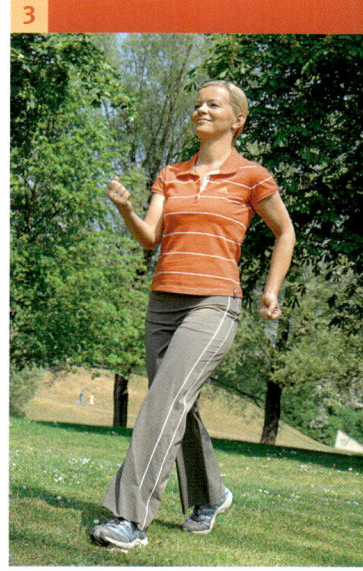

Nordic Walking

Das Walken mit Stöcken stammt aus Finnland, wo begeisterte Skilangläufer nach einer vergleichbaren Sportart für den Sommer suchten. Der Clou der speziellen Nordic-Walking-Stöcke ist die Griffschlaufe. Sie ermöglicht es Ihnen, Ihre Hände im Rhythmus Ihrer Schritte zu öffnen und zu schließen, ohne den Stock zu verlieren. Damit erzielen Sie jenen Muskelpumpeffekt, der diesen Sport so besonders gesund macht. Beim Nordic Walking werden außerordentlich viele Muskelgruppen gleichzeitig betätigt.

Nordic Walking ist ideal für Einsteiger und hat sich innerhalb weniger Jahre als Volkssport etabliert. Die Trainingsintensität lässt sich allmählich steigern, ohne dass man ein großes Risiko der Überlastung eingeht. Nordic Walking können Sie das ganze Jahr über praktizieren. Es ist ein ideales Ausdauertraining für jeden, unabhängig von Alter, Geschlecht, Kondition und Körpergewicht. Der »Langlauf ohne Skier« kräftigt und lockert den Körper, wirkt aufbauend und entspannend auf Seele und Geist.

Einfach, aber wichtig: die richtige Technik

Viele tragen ihre Nordic-Walking-Stöcke nur spazieren. Die richtige Technik ist nicht schwierig, will aber gelernt sein. Auf der rechten Seite stellen wir Ihnen den Bewegungsablauf zum Ausprobieren kurz vor. Zusätzlich sollten Sie einen Grundkurs besuchen (etwa an der Volkshochschule). Oder Sie leisten sich für ein paar Stunden einen Personal Trainer.

Stöcke

Die beiden Stöcke geben Ihnen Schwung – und zusätzlichen Halt. Bei nasser Witterung verhindern sie ein Ausrutschen. Bergauf entlasten sie Ihren Körper, bergab schonen sie Ihre Knie. Deshalb ist Nordic Walking eine sehr lockere, entspannende Sportart.

Wichtig ist die passende Stocklänge. Es gilt die Faustregel: Stocklänge = 0,66 x Körpergröße. Wenn Sie die Stöcke senkrecht auf dem Boden aufsetzen, sollten die Ellbogen ungefähr rechte Winkel bilden. Lassen Sie sich auf jeden Fall im Fachhandel von geschultem Personal zu Stocklänge und -material beraten.

FÜR EINSTEIGER

Wegen der positiven gesundheitlichen Effekte des Nordic Walking erstatten viele Krankenkassen die Kosten für einen Grundkurs! Fragen Sie bei Ihrer Kasse nach. Bei einem Schnupperkurs bei der VHS oder anderen Anbietern stellt man Ihnen passende Stöcke zur Verfügung.

Auf harten Asphalt- oder gepflasterten Wegen sorgen sogenannte Asphalt-Pads oder Tatzen aus Gummi für eine Stoßdämpfung. Diese Pads sind auch gut für ein Einstiegstraining in der Sporthalle geeignet.

Nordic Walking – der Bewegungsablauf

Die Technik des Abrollens der Füße und die gegengleiche Bewegung der Arme und Beine entspricht der beim Walking (siehe Seite 113). Im Gegensatz zum Walking schreiten Sie beim Nordic Walking aber richtig aus. Zudem neigen Sie Ihren Oberkörper leicht nach vorn. So kommen Sie in Fahrt!

Die Hand-Arbeit
Machen Sie sich zunächst die richtig Bewegung der Hände bewusst. Dies ist Voraussetzung für den korrekten Bewegungsablauf.

> Beim Einstechen des Stocks ist die Hand locker um den Griff geschlossen. Sie drücken sich kraftvoll ab und schieben Ihren Körper nach vorn.

> Nun überträgt sich die Kraft auf die Schlaufe, die Hand öffnet sich allmählich, während sich der Arm nach hinten streckt.

> Dann ziehen Sie den Arm mit geöffneter Hand dicht am Körper nach vorn. Beim erneuten Einstechen schließen Sie die Hand wieder um den Griff.

»HANDPUMPE«
Stellen Sie sich vor, dass Ihr ganzer Körper wie eine große Pumpe funktioniert – das erleichtert den Bewegungsablauf.

Die fünf Phasen der Grundtechnik
Wenn Sie die »Hand-Arbeit« beherrschen, müssen Sie sie nur noch mit der Bewegung der Beine koordinieren. Deshalb finden Sie hier alle fünf Phasen des Bewegungsablaufs auf einen Blick. Machen Sie es einfach Schritt für Schritt nach. Starten sie langsam, und steigern sie Ihr Tempo erst nach und nach.

> Wärmen Sie sich gründlich auf (siehe Seite 111). Nutzen Sie dazu eventuell auch die im Folder zusammengestellten Übungen.

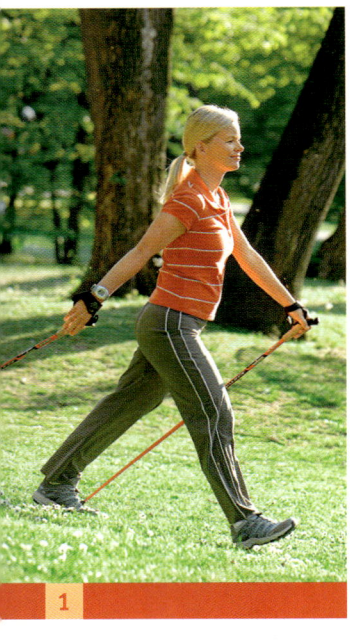

1

> Sie stehen leicht nach vorn geneigt. Das rechte Bein ist leicht vorn, das Knie etwas gebeugt. Die Stöcke halten Sie dicht am Körper.

1 > Stechen Sie den linken Stock mit leicht gebeugtem Arm und geschlossener Hand in Höhe des Knöchels schräg nach hinten ein und gehen Sie mit dem rechten Bein los.

> Der linke Fuß rollt nun während seiner Abdruckphase von der Ferse über die Sohle bis zu den Zehen bewusst und kraftvoll ab uns »schiebt Sie nach vorn«.

> Während das linke Bein nach vorn kommt, erfolgt die vollständige Streckphase des linken Arms nach hinten (geöffnete Hand) und der aktive Stockeinsatz (geschlossene Hand).

> Nun schwingt der rechte Arm nach hinten, und der Bewegungsablauf wiederholt sich gegengleich. So laufen Sie einfach immer weiter – immer schön gleichmäßig und im gegenläufigen Takt. Nutzen sie dabei Ihren Bewegungsradius und machen Sie große, dynamische Schritte.

Nordic Walking mit Intervallen

Wie beim schnellen Gehen (siehe Seite 112) können Sie auch beim Nordic Walking ein leichtes Intervall-Training durchführen, das den Trainingseffekt wirkungsvoll steigert.

TIPP

Gerade am Anfang Ihres Trainings kann es schon mal zu Wadenkrämpfen kommen. Hier hilft eine kurze Pause mit der Übung »Ausfallschritt« von Seite 98. Gehen Sie so weit in die Dehnung, wie es angenehm ist.

> Halten Sie über eine längere Strecke ein Ihrer Kondition angepasstes gemütliches Tempo durch, bei dem Sie ruhig atmen und sich noch unterhalten könn(t)en.

> Beschleunigen Sie dann für eine Minute Ihr Tempo. Sie hören jetzt Ihren Atem etwas stärker. Gehen Sie aber nicht so schnell, dass Sie in Atemnot geraten.

> Reduzieren Sie nach einer Minute schnellerem Gehen Ihr Tempo allmählich wieder. Bleiben Sie aber nicht abrupt stehen.

> Wiederholen Sie diesen Tempowechsel im Laufe Ihres Trainings immer aufs Neue. Optimal ist es, wenn die Wechsel möglichst regelmäßig stattfinden. Achten Sie dabei immer auf Ihr Gefühl und auf einen ruhigen Atem.

Laufen (Jogging)

Wie Nordic Walking stärkt Laufen die Lunge, das Herz-Kreislauf-System sowie das Immunsystem. Die psychologischen Effekte des Laufens wurden von der Wissenschaft erst nach und nach erkannt. Bei Angst, Stress, Burnout und Depression kann regelmäßiges Laufen Wunder wirken. Zum Laufen brauchen Sie nur atmungsaktive, gut sitzende Oberbekleidung und geeignete Schuhe. Lassen Sie sich dazu im Fachhandel beraten.

Am besten ist es, wenn Sie sich mit einigen Wochen Walking- oder Nordic-Walking-Training auf das Laufen vorbereiten. Der Unterschied des Laufens zu diesen Sportarten ist, dass es eine kurze Flugphase gibt, bei der Ihre beiden Füße nicht den Boden berühren. Außerdem sind Sie beim Joggen meist schneller unterwegs. Aus diesen Gründen ist es wichtig, dass Ihre Muskeln, Ihr Gleichgewichtsgefühl, Ihre Koordination und nicht zuletzt Ihre Kondition schon etwas trainiert sind – so vermeiden Sie Verletzungen und haben Spaß am Lauftraining.

»Laufen ohne zu schnaufen«

Steigern Sie sich langsam. Wählen Sie Laufstrecke, Laufdauer und Intensität jeweils abhängig von Ihrer momentanen Stimmung. Laufen Sie mit jemandem gemeinsam, dann weisen Sie Ihren Partner darauf hin, dass Sie die Laufstrecke und Dauer festlegen und das Tempo bestimmen möchten.

Um Überlastungen, aber auch eine Unterforderung zu vermeiden, empfiehlt sich auch die Bestimmung der Herzfrequenz. Zählen Sie in einer kurzen Trainingspause sofort nach dem Stopp Ihre Pulsschläge pro Minute. Der optimale Frequenzbereich liegt bei etwa 180 Pulsschlägen pro Minute minus Lebensalter. Diese Messmethode ist aber sehr ungenau. Wenn Sie es mit dem Laufen ernst meinen, sollten Sie sich im Sportfachhandel eine Pulsuhr kaufen, bestehend aus Brustgurt und Anzeige fürs Handgelenk. Bei den meisten Modellen können Sie auch Ihre individuellen Daten, wie Alter, Größe und Gewicht, eingeben – so hilft Ihnen das kleine Gerät, immer mit der für Sie genau richtigen Belastung zu trainieren.

GU-ERFOLGSTIPP

Vor jedem Lauf sollten Sie genug trinken – etwa 1/2 Liter Wasser ohne Kohlensäure. Das hilft, Muskelkrämpfen vorzubeugen. Trinken Sie langsam und in kleinen Schlucken.

Joggen – der Bewegungsablauf

Machen Sie beim Laufen prinzipiell lieber kleine Schritte statt großer. Denn wenn Sie zu weit vor Ihrem Körperschwerpunkt auftreffen, bremsen Sie sich mit jedem Schritt ab. »Rennen« oder springen Sie nicht, sondern traben Sie ganz locker vor sich hin.

Wie die Füße beim Laufen abgerollt werden sollten, darüber gibt es verschiedene Ansichten. Für Einsteiger und in der freien Ebene empfehlenswert ist der Mittelfußlauf. Dabei landen Sie auf dem äußeren Fußrand und gehen dann mit der Ferse nach unten, bis Sie auf dem ganzen Fuß stehen. Dann rollen Sie den Fuß nach vorn ab, um sich mit dem Großzehenballen wieder kraftvoll abzustoßen.

Beim Fersenlauf setzt die Fersenaußenseite auf, dann senkt sich der Fuß nach innen, und die ganze Fußsohle rollt über die Zehen ab – empfehlenswert fürs Bergablaufen oder für längere Strecken. Bei Schmerzen sollten Sie wieder zum Mittelfußlauf übergehen.

Beim Ballenlauf, der vor allem beim Bergauflaufen oder einem Sprint zum Einsatz kommt, trifft zuerst der Fußballen auf, dann senkt sich die Ferse kurz zum Boden, um zum Abstoß gleich wieder zum Großzehenballen abzurollen – eher etwas für »Spezialisten«.

> › Wärmen Sie sich auf (siehe Seite 111).

> › Starten Sie mit Walking, und gehen Sie dann ins Laufen über, bei dem Sie kurze Phasen ohne Bodenkontakt haben.

> › Wie beim Walking schwingen Ihre Arme angewinkelt gegengleich mit: Kommt das linke Bein vor, schwingt der rechte Arm mit und umgekehrt. Ihre Hände sind leicht geöffnet.

1 › Machen Sie mit leicht vorgebeugtem, geradem Oberkörper kleine Laufschritte, bei denen Ihr Fuß immer unterhalb des Körperschwerpunkts – etwas vor der Körperquerachse – auf den Boden trifft. In einer kurzen Flugphase heben beide Füße einen Moment lang vom Boden ab.

> › Laufen Sie 5 Minuten, und gehen Sie 3 Minuten. Wiederholen Sie diesen Rhythmus mehrmals. Vergrößern Sie dann allmählich Ihre Laufintervalle, bis Sie nach einigen Trainingseinheiten keine „Gehpausen" mehr brauchen.

LAUFSTILE
Ferse, Ballen, Mittelfuß – jeder läuft anders. Finden Sie Ihren persönlichen Laufstil! Solange Sie keine Beschwerden haben, müssen Sie Ihren Laufstil nicht verändern.

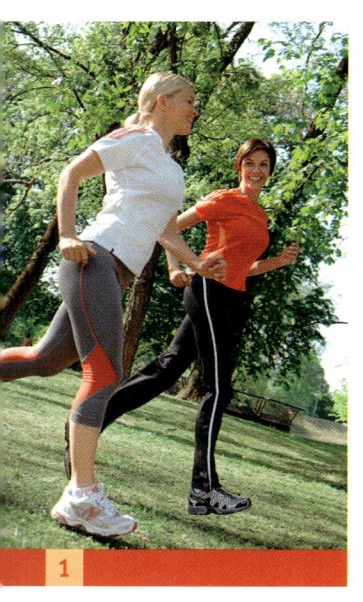

1

Radfahren

Radfahren als Sport boomt – und immer mehr Menschen steigen in der Freizeit vom gemütlichen Alltagsrad auf Rennrad, Crossrad oder Mountainbike um. Aber natürlich tun Sie auch etwas für Ihre Stimmung, Ihr inneres Gleichgewicht und Ihre Gesundheit, wenn Sie mit Ihrem »normalen« Rad zum Einkaufen oder ins Büro fahren oder in netter Gesellschaft einen gemütlichen Ausflug machen. Vielleicht bekommen Sie ja irgendwann Lust auf mehr …

Mit einem leichten Rennrad kommen Sie schnell weit herum. Sie geraten in der gleichmäßigen Bewegung in den beglückenden Zustand des »Flow« (siehe Seite 37) und trainieren intensiv Ihre Ausdauer. Für Crossräder gilt Ähnliches, nur sind Sie hier nicht an die Straße gebunden, sondern können auch auf Waldwege abbiegen und die Natur intensiv genießen.

Ganz andere Anforderungen stellt ein Mountainbike: Hier locken kleine Trampelpfade im Wald, Sie sind mitten in der Natur – und diese stellt Anforderungen an Gleichgewicht, Geschicklichkeit und Kraft. Auch auf der Straße rollt Ihr »Bike« gut, sodass Sie auf den kleinen Geschwindigkeitsrausch nicht verzichten müssen.

Lassen Sie sich auf jeden Fall im guten Fachhandel ausführlich beraten, welche Art Fahrrad für Ihre Vorstellungen geeignet ist.

Schwimmen

Wasser ist ein Urelement des Lebens. Viele Menschen fühlen sich im Wasser einfach wohl. Der Aufenthalt im Wasser entlastet und entspannt Körper und Seele. Wenn Sie kein Schwimmbad vor der Haustür haben, versuchen Sie es doch mit einem kleinen »Triathlon«: Beschwingt die Treppe hinunterlaufen, sich aufs Fahrrad schwingen, ein paar Runden im Wasser drehen … die perfekte Kombination für gute Laune und Gesundheit!

Am gesündesten ist Rückenschwimmen, allerdings hat Brustschwimmen einen größeren Fitnesseffekt. Dabei sollte Ihre Halswirbelsäule gerade bleiben – Sie sollten also unter Wasser ausatmen. In vielen städtischen Schwimmbädern werden Kurse angeboten, in denen Sie die richtige Ausführung verschiedener Techniken und Gymnastikübungen im Wasser erlernen können.

WICHTIG
Damit Radfahren seine volle gesundheitliche Wirkung entfalten kann und die Gelenke nicht zu stark belastet, müssen Rahmengröße sowie Sattel- und Lenkerhöhe zu Ihnen passen und gut aufeinander abgestimmt sein. Der Fachhandel mit guter Beratung ist deshalb in jedem Fall einem Rad-Discounter vorzuziehen!

Bücher, die weiterhelfen

**Bücher aus dem GRÄFE
UND UNZER VERLAG,
München**

Bös, Prof. Dr. Klaus: Walking
und sanftes Lauftraining

Bozic, Gabriela; Broome,
Dr. Patrick: Yoga fürs Leben

Buchhorn, Dr. med. Tomas;
Winkler, Nina: Das große GU
Laufbuch

Grasberger, Delia: Autogenes
Training. (Buch mit CD)

Grillparzer, Marion: Körper-
Wissen. Entdecken Sie Ihre innere Welt

Grillparzer, Marion: Mini-
Trampolin. Fit & schlank im
Flug

Johnen, Wilhelm: Muskelent-
spannung nach Jacobson

Korte, Antje; Marckhgott,
Barbara: PilatesBox. (40
Übungskarten mit Begleit-
buch)

Korte, Antje: Pilates. Das
Drei-Stufen-Programm

Lindinger, Karin: Lass los und
... gewinne! Wie Sie falsche
Vorstellungen aufgeben und
dafür reich belohnt werden

Lützner, Dr. med. Hellmut:
Wie neugeboren durch Fasten

Mannschatz, Marie: Buddhas
Anleitung zum Glücklichsein

Mannschatz, Marie: Meditation. Mehr Klarheit und innere
Ruhe. (Buch mit CD)

Mertens, Wilhelm; Oberlack,
Helmut: Qigong. Entspannt,
gelassen und hellwach

Peiseler, Dr. med Götz-Jo-
hannes: Autogenes Heilen.
Mit inneren Bildern gesund
werden

Pizzecco, Dr. med Toni:
Optimismus-Training

Reitz, Dr. med. Sonja:
Seelische Beschwerden –
körperliche Ursachen

Schlett, Siegfried; Thust, Dr.
med. Thomas M.: Entgiften
und entschlacken

Schmauderer, Achim:
Wirbelsäulengymnastik.
(Buch mit CD)

Schmauderer, Achim:
Wirbelsäulengymnastik
nebenbei & unterwegs

Schmidt, Dr. Mathias R.,
Helmkamp, Andreas; Mack,
Norbert: Nordic Walking

Schutt, Karin: Relax-Massa-
gen. Entspannung pur: solo
oder mit Partner

Schutt, Karin: Massagen

Trökes, Anna: Das große
Yoga-Buch

Trökes, Anna: Yoga für
Rücken, Schultern und
Nacken

Trökes, Anna: Yoga zum
Entspannen

Tschirner, Thorsten:
8 Minuten sind genug

Wacker, Dr. Andreas; Wacker,
Sabine: Hausapotheke für die
Seele

Wacker, Sabine: Basenfasten. Essen und trotzdem entlasten

Wiesenauer, Dr. med. Markus; Kerckhoff, Annette: Homöopathie für die Seele

Bücher anderer Verlage
Anderson, Bob: Stretching. Oesch Verlag, Zürich

Benkert, Otto: StressDepression. Die neue Volkskrankheit und was man dagegen tun kann. C. H. Beck Verlag, München

Blum, Bruno: Perfektes Stretching. Ein Leitfaden für gezielte Muskeldehnung. Copress Verlag, München

Csikszentmihalyi, Mihaly: Flow. Das Geheimnis des Glücks. Klett-Cotta Verlag, Stuttgart

Csikszentmihalyi, Mihaly: Lebe gut! Wie Sie das Beste aus Ihrem Leben machen. dtv, München

de La-Fontaine, Jean: Fabeln. Anaconda Verlag, Köln

Franklin, Erik: Entspannte Schultern, gelöster Nacken. Ein Übungsprogramm. Kösel Verlag, München

Fritsch, Wolfgang: Tipps für Rudern. Meyer und Meyer Verlag, Aachen

Geiger, Ludwig: Ausdauertraining. Copress Verlag, München

Grönemeyer, Dr. Dietrich H. W.; Thorbrietz, Petra: Mein Rückenbuch. Das sanfte Programm zwischen High Tech und Naturheilkunde. Zabert Sandmann Verlag, München

Hofmann, Inge: Lebe faul, lebe länger. Warum sich Müßiggang lohnt. Goldmann Verlag, München

Hottenrott, Kuno; Zülch, Martin: Ausdauertraining Radsport. Rowohlt Verlag, Reinbek bei Hamburg

Northrup, Christiane: Weisheit der Wechseljahre. Zabert Sandmann Verlag, München

Slomka, Gund; Regelin, Petra: Stretching – aber richtig! blv, München

v. Koerber, Karl; Männle, Thomas; Leitzmann, Claus: Vollwert-Küche für Genießer. Bassermann Verlag, München

v. Stritzky, Otto; de Pree, Marja: Paddel-Handbuch. Verlag Otto von Stritzky, Kelkheim

Watzlawick, Paul: Anleitung zum Unglücklichsein. Piper Verlag, München

Watzlawick, Paul: Wie wirklich ist die Wirklichkeit? Piper Verlag, München

Wilke, Kurt; Klaus, Daniel: Schwimmen. Lernen, üben, trainieren. Limpert Verlag, Wiebelsheim

Adressen, die weiterhelfen

Deutscher Olympischer
Sportbund
Otto-Fleck-Schneise 12
60528 Frankfurt am Main
www.dosb.de

Österreichischer Fach-
verband für Turnen
Schwarzenbergplatz 10
A-1040 Wien
www.oeft.at

Schweizerischer Turn-
verband (STV)
Bahnhofstraße 38
CH-5001 Aarau
www.stv-fsg.ch

Internetadressen

www.fitmitgrit.de
Webseite der Autorin, mit
zahlreichen Tipps und Infos,
Übungen, Erfahrungsberich-
ten und vielem mehr.

www.text-schmidt.de
Webseite des Autors, Infos zu
den Angeboten und Referen-
zen des »Text-Atelier«.

www.ottobenkert.de
Webseite des Interview-
partners von Seite 20.

www.praxisdrbrand.de
Webseite der Interview-
partnerin von Seite 34.

www.bausinger.de
Kissen, Nackenrollen, Matten
und andere Produkte für
Massage, Yoga, Gymnastik,
Meditation und anderes.

www.dtb-online.de
Webseite des Deutschen
Turner-Bundes. Viele Infos
und Adressen.

www.kompetenznetz-
depression.de
Tipps, Tests, Therapeuten-
suche, Erfahrungsaustausch
und vieles mehr.

www.laufinfo.de
Private Initiative, die hilf-
reiche Links zu Sport- und
Laufvereinen bietet.

www.personalfitness.de
Hier finden Sie einen Personal Trainer in Ihrer Nähe.

www.pilates.de
Qualifizierte Trainer und
Studios in Deutschland,
Österreich und der Schweiz.

www.psychotherapie.at
Die Webseite des Österrei-
chischen Bundesverbandes
für Psychotherapie bietet
Infos und die Mitgliederliste
des Verbandes.

www.psychotherapie.ch
Der Schweizer Psychothera-
peutinnen und Psychotherapeuten Verband SPV bietet
Infos und die kostenlose Ver-
mittlung von Therapieplätzen.

www.psychotherapie-netz-
werk.de
Eine Fundgrube für aktuelle,
kommentierte Links zu
Therapeuten und Infos zu
Therapieverfahren.

www.richtigfit.de
Breit gefächerte Themen-
specials, etwa zu Nordic
Walking, gesunder Ernäh-
rung, Entspannung und
Fitness im Büro.

www.vitalstoffakademie.de
Wissenswertes über Quellen
und Wirkung verschiedener
Vitamine und anderer Vital-
stoffe sowie Infos zu scho-
nenden Zubereitungsarten.

Sachregister

Register der Übungsanleitungen

Impressum

ISBN 978-3-8338-0509-7

1. Auflage 2007

Umwelthinweis

Dieses Buch wurde auf chlorfrei gebleichtem Papier gedruckt.

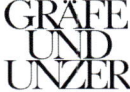

Ein Unternehmen der
GANSKE VERLAGSGRUPPE

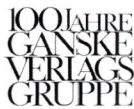

Programmleitung:
Ulrich Ehrlenspiel
Redaktion: Corinna Feicht
Lektorat: Barbara Kohl
Layout: independent Medien-Design, Claudia Hautkappe
Herstellung: Petra Roth
Satz: Christopher Hammond, München
Reproduktion:
Repro Ludwig, Zell am See
Druck: Firmengruppe APPL, aprinta druck, Wemding
Bindung: Firmengruppe APPL, sellier druck, Freising

Bildnachweis

Fotoproduktion:
Nicolas Olonetzky
(Indoor-Fotos),
Leonhard Lenz
(Outdoor-Fotos),
Michael Leis (Cover)

Illustrationen:
Terry Whelan S. 13, 56

Für die freundliche Unterstützung der Fotoproduktion ein Dankeschön an:
Exel GmbH, Stephanskirchen, www.exel-d.de
Odlo Sports GmbH, Brüggen, www.odlo.de
Polar Elektro GmbH, Büttelborn
www.polar-deutschland.de
Sport Scheck, München, www.sportscheck.de

Wichtiger Hinweis

Die Gedanken, Methoden und Anregungen in diesem Buch stellen die Meinung bzw. Erfahrung der Verfasser dar. Sie wurden von den Autoren nach bestem Wissen erstellt und mit größtmöglicher Sorgfalt geprüft. Sie bieten jedoch keinen Ersatz für persönlichen kompetenten medizinischen Rat. Jede Leserin, jeder Leser ist für das eigene Tun und Lassen auch weiterhin selbst verantwortlich. Weder Autoren noch Verlag können für eventuelle Nachteile oder Schäden, die aus den im Buch gegebenen praktischen Hinweisen resultieren, eine Haftung übernehmen.

Liebe Leserin und lieber Leser,

wir freuen uns, dass Sie sich für ein GU-Buch entschieden haben. Mit Ihrem Kauf setzen Sie auf die Qualität, Kompetenz und Aktualität unserer Ratgeber. Dafür sagen wir Danke! Wir wollen als führender Ratgeberverlag noch besser werden. Daher ist uns Ihre Meinung wichtig. Bitte senden Sie uns Ihre Anregungen, Ihre Kritik oder Ihr Lob zu unseren Büchern. Haben Sie Fragen, oder benötigen Sie weiteren Rat zum Thema? Wir freuen uns auf Ihre Nachricht!

GRÄFE UND UNZER VERLAG

Leserservice
Postfach 86 03 13
81630 München

Wir sind für Sie da!

Montag–Donnerstag: 8.00–18.00 Uhr
Freitag: 8.00–16.00 Uhr

Tel.: 0180-5005054*
Fax: 0180-5012054* *(0,14 €/Min. aus dem dt. Festnetz)

E-Mail: leserservice@graefe-und-unzer.de

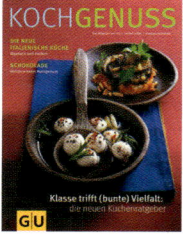
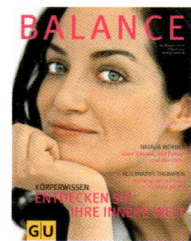

Wollen Sie noch mehr Aktuelles von GU erfahren, dann abonnieren Sie doch unseren kostenlosen GU-Online-Newsletter und/oder unsere kostenlosen Kundenmagazine.

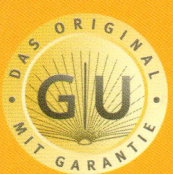

Unsere Garantie

Alle Informationen in diesem Ratgeber sind sorgfältig und gewissenhaft geprüft. Sollte dennoch einmal ein Fehler enthalten sein, schicken Sie uns das Buch mit dem entsprechenden Hinweis an unseren Leserservice zurück. Wir tauschen Ihnen den GU-Ratgeber gegen einen anderen zum gleichen oder einem ähnlichen Thema um.

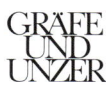

GRÄFE
UND
UNZER

Ein Unternehmen der
GANSKE VERLAGSGRUPPE